自衛隊心理教官と考える心は鍛えられるのか

レジリエンス・リカバリー・マインドフルネス

藤原俊通

内野小百合・佐々木　敦・田中敏志・脇　文子

著

tomi shobo

遠見書房

はじめに

経済、安全保障、そして科学技術の進歩など、私たちを取り巻く社会が激変するなかで人々は翻弄され、かつてないほどのストレスの影響を受けている。このようなストレス社会のなかで、多くの人が苦しみながら「ストレスに勝つ方法」を模索し、ストレスに負けない強い心を鍛えたいと思っている。

筆者が所属する陸上自衛隊は、任務達成のために強くあることが求められる組織であり、そこでは日々その目標に向けて厳しい訓練が行われている。筆者はこの組織のなかで臨床心理士資格をもつ自衛官として、組織のメンタルヘルス、自殺予防、復職支援、惨事ストレス対処そして有事対応のためのレジリエンス向上など、さまざまな事業に関わり活動してきた。これらの活動を通して筆者は、心を鍛えることは単に我慢強さや便利なリラクセーションスキルを身につけることではなく、より深く考察すべきテーマであると考えるようになった。レジリエンスを単純に理解し、簡単なスキルの習得ややみくもに負荷をかけることで心を鍛えようとすることは、効果が上がらないばかりでなく時に危険ですらある。職業として強さを求められる組織の専門家として、この問題に向き合うなかで、筆者は本書をまとめる必要性を強く感じた。

本書の出版を決意させたもう一つの動機、それはこれまでに積み重ねてきた臨床経験によるものである。現代社会において、とりわけ組織で求められるメンタルヘルスは、疾患発生時の対処から未然防止へと関心が移っている。長く続くストレス社会のなかで、急増する精神疾患等の問題に、未だ十分に対処できていないことへの苛立ちや反発もあり、そもそもストレスの影響を受けない強い心を鍛えることへの要望が高まっている。

近年、心理学において大きなうねりとなっているポジティブ心理学の主張は、従来の心理学の関心は心の弱い部分に向けられ、ポジティブな部分を扱っていないということにある。しかし筆者はこれまで長年心理臨床の現場で活動してきた経験から、これまでの心理学がポジティブな部分に光を当ててこなかったという主張は間違っていると考えている。

確かに私たちが心理臨床の現場で出会うクライエントは、さまざまな問題を抱え、心が傷つき、弱った状態であることが多い。しかし彼らは治療やカウンセリングを受ける過程で、回復し最終的には自らの力で立ち上がっていく。そこではただ傷が治るだけでなく、クライエントが心理的に成長するようなポジティブな変化が見られることが多い。筆者はうつ病などの精神疾患、自殺未遂、復職支援、惨事ストレス等、さまざまなケースで対応（支援）した多くのクライエントが、成長し立ち上がっていく姿を見てきた。

信じられないかもしれないが、筆者は彼らのうちの少なくない人が支援終了時に、「病気になって（この体験をして）良かった」というのを聞いた。

この体験を通して筆者は、ストレス社会のなかでともすれば弱者とみなされるクライエントの事例から、本当の強さについて学ぶことができるのではないかと考えたのである。

本書では「心は鍛えられるのか」をテーマにさまざまな角度から考察を進めていく。

第1部では私たちが求める心の強さとは何かについて考える。

まず第1章では私たちを取り巻くストレスについて整理し、理解を深めていく。ストレスの本質を理解し、その対処方法についても考察を加える。すでに述べたようにレジリエンスを単純に理解し、スキルの習得により心を鍛えようとする考え方の背景には、間違ったストレスの理解とそれに基づく対処法があると思われる。

第2章ではストレス社会が投げかける課題に焦点を当てることで、社会や組織が求める心の強さについて考察する。

そして第3章では、筆者の臨床経験のなかから四つの事例を紹介して、心の強さについてさらに考察を加え、第4章で筆者の定義としてまとめたい。

第2部では心の強さを手に入れるための方法について考察する。第5章から第8章では防衛省で長年筆者と共に活動してきた四名の分担執筆者が、それぞれの現場でこの問題に向き合ってきた結果得られた生きた体験を基に、心の強さを多角的な視点でとらえ、わかりやすく解説する。そして第9章では筆者自身の取り組みを紹介し、第10章で本書の結論を述べる。

本書は一部の専門家や研究者を対象とした専門書ではなく、人に関わる全ての領域で、心の健康や心の強さに向き合う人々を思い浮かべながらまとめた本である。人の心に関する問題は形が見えず、つかみどころがないため、どうしても難しい表現や専門用語が多くなってしまう。しかしながら筆者らは長年にわたり、陸上自衛隊の隊員を主な対象として活動してきた。組織のメンタルヘルスに貢献するためには、難しいことを一般の人にもわかりやすく伝える努力と工夫が求められる。本書ではそれらの成果を十分に発揮しながら、よりわかりやすく役に立つ説明ができるように努力した。

そして筆者は、心理臨床に関わるものが人に関わるあらゆる領域を巻き込み、組織や社会に働きかけていく存在になるべきであると考えている。本書は防衛省・陸上自衛隊という限られた組織内での取り組みを基にまとめられているが、現場での実践を通して練り上げられたものには一定の真実が含まれていると信じている。それらの知見が広く一般の人々の心の健康に役立つことを願っている。

目　次

第1部　心の強さとは何か

第1章　ストレスに向き合う

ストレス社会と呼ばれる現代、私たちは常にストレスと対峙し、ストレスに勝つことを求められている。それは、私たちがストレスという問題と向き合うとき、常にストレスとの対峙、対決という視点でとらえてきたことを意味している。

本章では、私たちが長年ライバルとして向き合ってきたストレスについて、今一度見直してみることにする。私たちはストレスのことを正しく理解しているといえるだろうか。

Ⅰ　ストレス

1　メンタルヘルスとストレス

健康とは、ＷＨＯ（世界保健機関、一九四八）によると「単に病気でないとか、身体が虚弱でないというだけでなく、身体的、精神的及び社会的に完全に良好な状態にあること」と定義されている。したがってメンタルヘルスにおいても、単に精神疾患にかかっていないというだけでなく、生き生きとした完全に良好な状態であることが求められる。

人は日常生活のなかでさまざまな出来事を体験し、周囲からの要求に応えながら生きている。それらの要求が私たちの処理能力の範囲内であれば、大きな問題として認識されることはないが、それを超えると心や体はその圧力に耐えられなくなりそれをストレスとして感じるようになる。

変化の激しい現代社会において、私たちはさまざまな環境の変化に適応しなければならず、その一つひとつの過程がストレスとして認識される。メンタルヘルスの維持向上のために、ストレス対処は不可避の問題であるといえる。

2　ストレスとは何か

ストレスとは、本来「圧力」を意味する物理学の用語であったが、カナダの生理学者セリエ Selye によって、「外界のあらゆる要求によってもたらされる身体反応」を表す概念として提唱された。

図1のように私たちの周りには暑さ、寒さ、仕事や人間関係などさまざまな刺激が存在している。これらの刺激に対して、人間の身体は適応するための努力を続けている。たとえば厳しい暑さのなかでは、身体は自動的に発汗を促し、体温が上がりすぎないようにコントロールしてくれる。また厳しい寒さのなかでは逆に、体温が下がりすぎないようにコントロールする機能が働く。

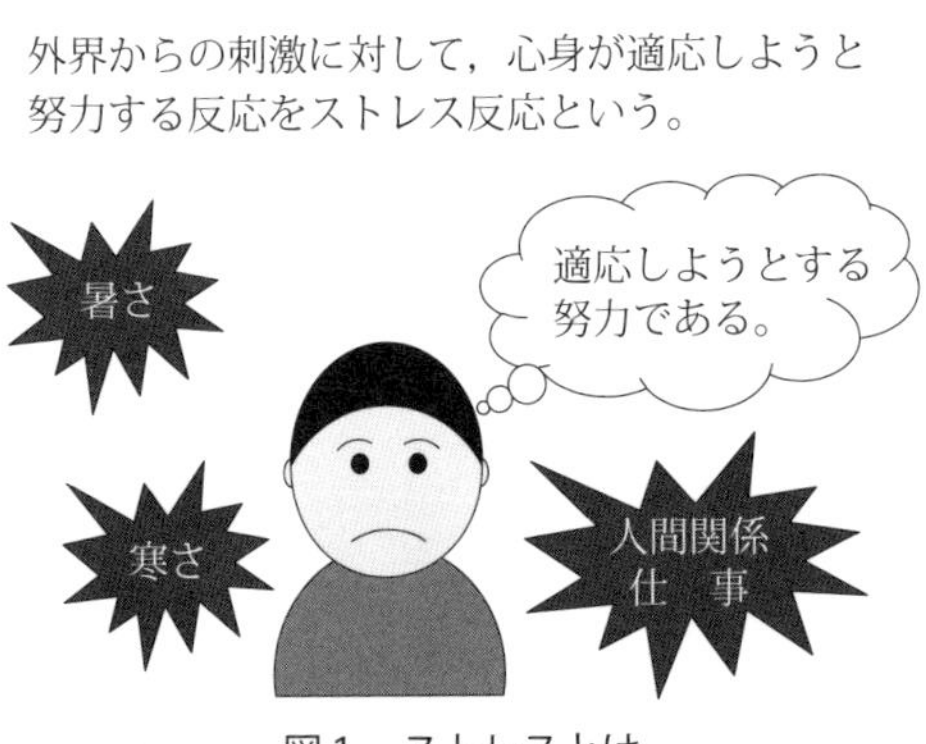
外界からの刺激に対して，心身が適応しようと努力する反応をストレス反応という。
暑さ
適応しようとする努力である。
寒さ
人間関係
仕　事

図１　ストレスとは

このように外界からの刺激によって引き起こされる緊張状態をストレス反応、その原因となる刺激をストレッサーという。そしてストレスとはこの一連の現象を包括的にとらえた概念であるといえる。

ストレスは一般に、取り除かなければならないネガティブなものとして受け止められることが多い。しかしながら前述のようにストレス反応は、私たちの身体がさまざまな刺激に対して適応し、いかなる環境のなかでも生命を維持するための努力の結果として現れるものである。したがってストレス反応は、不快感を伴って自覚されることが多いが、それ自体は生命維持のために不可欠のものであり、私たちが生きている証であるということができる。ストレスを単にネガティブな問題として受け止めることは、生存のために本来必要で不可欠な適応過程そのものを排除することにつながってしまう。このように正しいストレス対処のためには、まずストレスを正しく理解することが必要である。

3　ストレスと悪循環

前述のとおり、ストレスは本来生命維持のために不可欠のものである。したがって私たちは常にストレスを経験しているし、どのようなストレス対処プログラムもストレスを完全に消去することはできない。

さらにストレスには肯定的な側面があることも忘れてはならない。たとえばストレスによりアドレナリンが分泌され、エネルギーが生み出される。その結果私たちは積極的に問題に向きあい、考え、取り組むことができる。このように適切に対処できた場合、ストレスは私たちの健康や成長を促進することが多い。

図2「ヤーキーズ・ドッドソン曲線」は、ある程度までのストレスは作業能率を向上させることを示している。曲線のA付近では、まったくストレスを感じておらず、退屈で無気力になりやすく、作業量は低くな

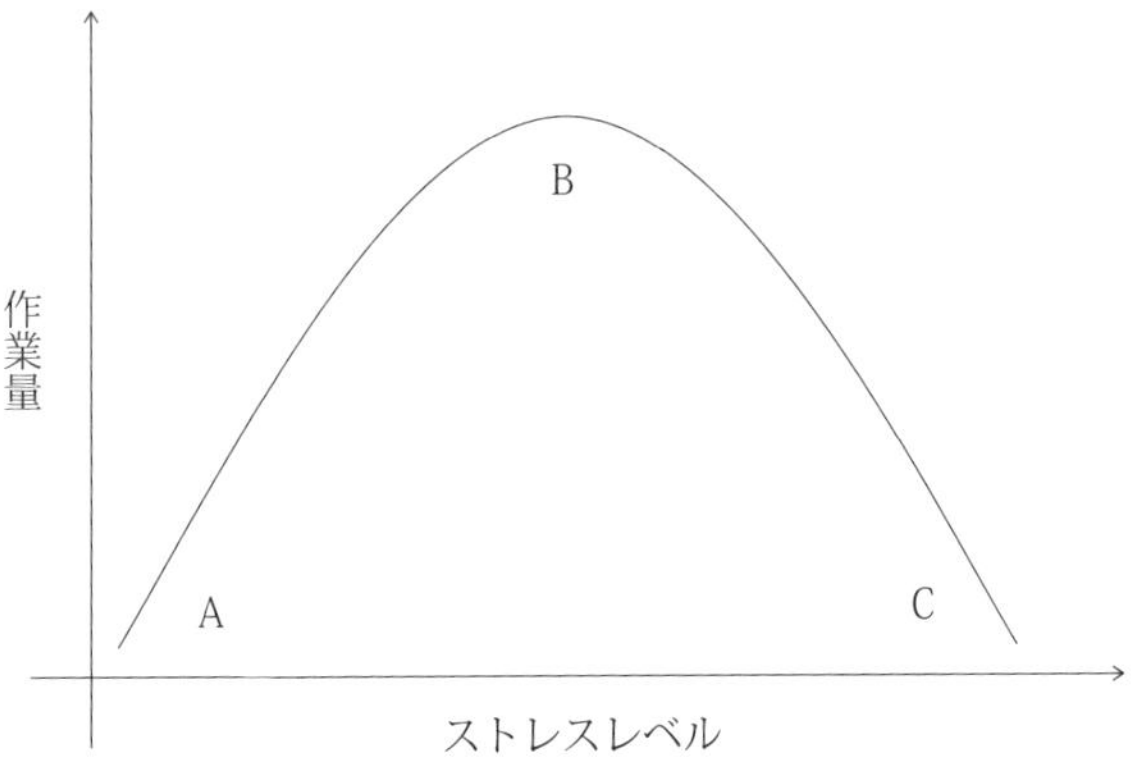

図2　ヤーキーズ・ドッドソン曲線

る。曲線の頂B付近では、中程度のストレスが後押しをするため、作業量はピークに達する。そしてC付近になると高レベルのストレスを感じ、作業量は低下していく。

したがってストレス対処においては、つとめて高い作業能率を発揮できるように、中等度のストレスの範囲でコントロールすることが重要である。しかしながら限界まで成果を追求すると、高ストレスの領域で作業能率が急激に低下する悪循環の状態に陥る危険性がある。ストレスレベルを正確に自覚することは困難であるうえ、人は目の前の課題に没頭すると、より一層自分の状態を客観的にとらえることが困難になる。そのためストレス対処においては、常に余裕をもって自らの状態を冷静に観察する努力を重ねることが重要である。

4　ストレッサーの種類

ストレッサーすなわちストレスの原因になる刺激は、心理的なものだけに限らず、幅広く存在する（表1）。したがって効果的なストレス対処を行うためには、心理的側面に限定して考えるのではなく、身体的刺激、物理的刺激、薬物による影響など幅広い視点でとらえる必要がある。

表1　ストレッサーの種類

1．心理的要因	恐怖，価値観，困惑，不満など
2．身体的要因	疲労，不眠，栄養不足，病気など
3．物理的要因	騒音，気候，物資の不足など
4．薬物等	アルコール，カフェインなど

表2　ストレス反応

1．睡眠・覚醒リズムの障害	寝つきと目覚めの悪さ，中途・早朝覚醒など
2．思考力，判断力の低下	仕事が進まない，ミスが増えるなど
3．感情の不安定	不安，イライラ，悲観的，涙もろいなど
4．行動パターンの変化	投げやり，消極的，飲酒問題の増加など
5．身体症状	疲労感，頭痛，胃腸症状，肩こり，腰痛など

5　ストレス反応

①反応の種類

表2のようにストレスによる反応はきわめて複雑であり、多岐にわたるものである。ストレスによる影響は、一般には気分や感情の変化に現れると受け止められることが多い。しかし実際には、睡眠、思考力、行動、そしてさまざまな身体症状等その影響は多岐にわたる。さらにその反応は個人だけでなく所属する組織にまで広がっていく。個々の職員にストレスの影響が現れると、組織内の雰囲気や人間関係が悪化しやすい。そして生産性の低下、事故の増加はさらなる士気の低下を招き、悪循環に陥ることもある。したがってストレス対処においては単に個人の反応を観察するだけでなく、組織に現れている反応にも注意深く目を向けておく必要がある。

②ストレス反応発生のメカニズム

ストレス反応がどのようなメカニズムで発生するかにつ

いては、ラザルスLazarusとフォークマンFolkman（一九八四）の心理的ストレスモデル（図3）が参考になる。

a．認知的評価と情動的反応

私たちが何らかの刺激や要求に直面したとき、その瞬間自動的に不安や怒りなどの反応が発生するわけではない。自覚の有無にかかわらずこのようなとき、私たちはその刺激が自分にどの程度関係し、影響するものなのか、さらに自分はそれに対して対応することができるのかという判断（認知的評価）を行っている。たとえば仕事上の問題が発生したとき、それは自分が担当する正面の問題なのか、そして対応可能な問題なのかについて判断する。それが自分の対応すべき問題であり、さらに対応困難な問題であった場合、初めてそれはストレッサーとして認識され、不安やイライラなどの情動的反応が発生する。

このように同じような問題が起きても、個人がそれをどのように受け止めるかによって、ストレッサーになるかどうかの結果は異なるといえる。

b．ストレスコーピング

認知的評価の結果発生した不安やイライラなどの情動的反応は、その不快感を解消するためのさまざまな努力を引き出す。このようにストレス反応として発生した情動的反応を解消するための、あらゆる努力をストレスコーピングという。

ストレスコーピングには、具体的に問題を解決する方策などの問題焦点型コーピングと、不安やイライラなどの感情を軽減するための情動焦点型コーピングがある。たとえば問題解決のために情報を収集し、具体的な計画を立て実行することは問題焦点型コーピングである。また不快な感情の原因になっている問題のこ

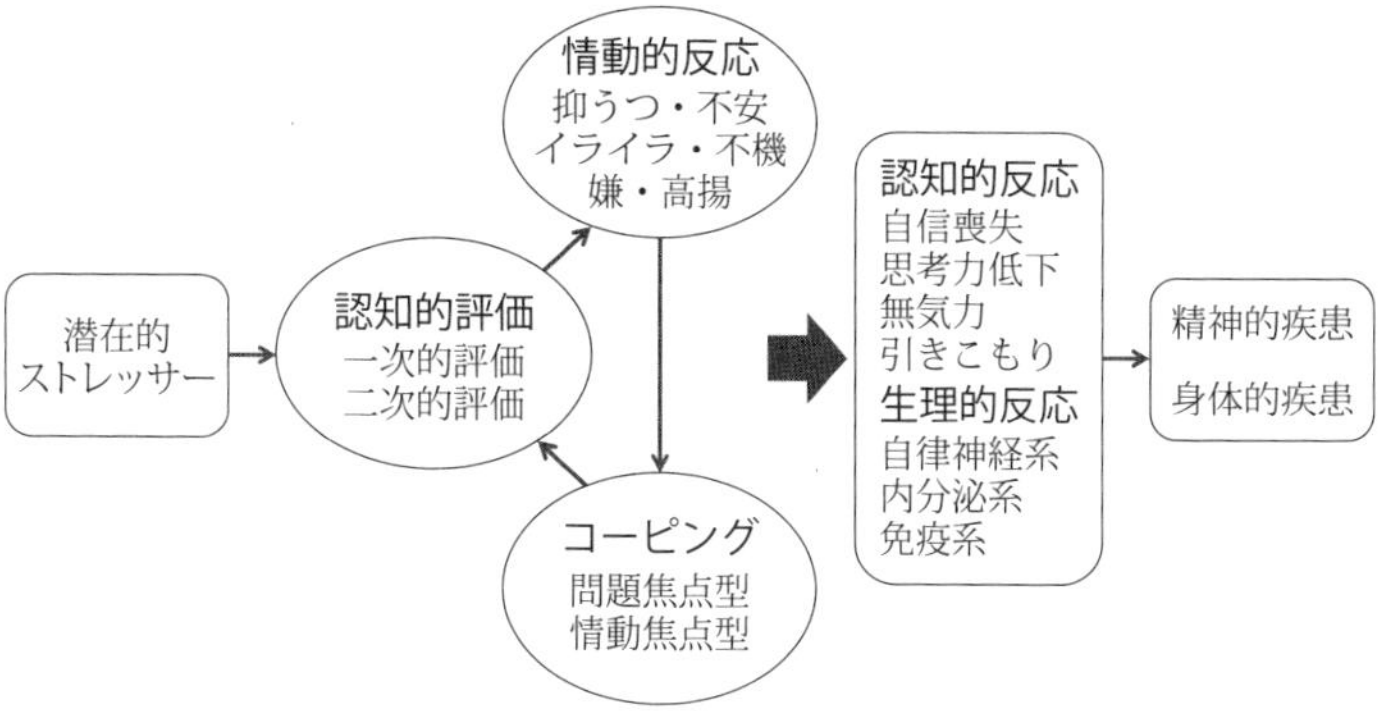

図3　心理的ストレスモデル（Lazarus & Folkman, 1984）

とを考えないようにすることは、情動焦点型コーピングであるといえる。

問題焦点型、情動焦点型のいずれが良いということではなく、状況によりそれぞれのコーピングを柔軟に使い分け、問題解決を進めていくのである。そしてコーピングを実行した結果は、認知的評価に影響を及ぼす。コーピングがうまく機能すれば、問題（ストレッサー）の影響は軽く評価され、対応可能と認識されるため、情動的反応は軽減していく。逆にコーピングがうまく機能しない場合は、情動的反応は増大し、さまざまなストレス反応を引き起こし精神疾患などにつながることもある。

なお本書では、ストレスコーピングをストレス対処のための技法として位置づけている。そして次項で説明するストレス対処は、ストレスを理解し、気づき、適切に対処するという一連のプロセスとしてとらえている。

6　ストレス対処の基本

ストレス対処の基本は、ストレスを理解し、気づき、適切な対処を行うことである。さらに本書で伝えたいことは、ストレスに正面からぶつかり対決して乗り越えるような強さではなく、時に立ち止まり引き下がりつつ、粘り強く時間をかけて乗り越えていくようなしぶとさでありしたたかさである。

①ストレスを理解する

本章の内容を中心に、ストレスについて正しく理解することが重要である。ストレスは複雑で包括的な概念であるため、適切に対処するためには表面的な理解にとどまらず、ある程度踏み込んだ教育により理解を深めておく必要がある。

最も大切なのはストレスに対する誤解をなくし、やみくもにストレスを排除、あるいは乗り越えようとして、かえって悪循環に陥らないようにすることである。ストレスを悪者として対峙する姿勢は、対決、そして勝ち負けという理解につながり、最終的には自身を強弱という価値観で評価することになりやすい。

②ストレス反応に気づく

ストレス反応は、思考、感情、行動及び身体などさまざまな側面での変化として発生する。しかしながらこれらの変化は、連続した時間経過のなかで現れるうえ、目の前の問題への対処に没頭している状態ではきわめて気づきにくい。さらに心身の疲労が蓄積すると、心理的なゆとりが失われ、悪循環に陥りやすくなる。したがってストレス対処に当たっては、心身の疲労を過度に蓄積しないこと、そのために適度な休息を計画的に取ることが重要である。また自分自身でストレス反応に気づくことは困難であるため、組織内で相互に観察し、お互いの変化に気づき適切な対処につなぐことが重要である。

③適切な対処

ストレスに対する対処要領についても、心理的ストレスモデルを参考に説明することができる。前述のように問題（ストレッサー）に対して、ストレスコーピングが適切に機能すると、ストレス対処の好循環が生まれ、ストレス反応は徐々に軽減していく。したがって基本的には、問題に直面しストレス状態にある人が、いかに効果的なストレスコーピングを採用し、実行することができるかが重要であるといえる。

なおこの場合、ストレスコーピングには問題焦点型だけでなく、情動焦点型のものも含まれている。問題（ストレッサー）に直面している人は、まず自分自身がもっているストレスコーピングを最大限に活用し、その影響を軽減し、問題解決に努める。また周囲の人は必要に応じて有効なストレスコーピングを提供する。周囲の人が提供するストレスコーピングとは、たとえば問題解決の具体的方策などの助言（問題焦点型）、慰めや激励によるサポート（情動焦点型）である。

しかしながらストレスの影響が大きく、ストレスコーピングが十分に機能せずすでに悪循環に陥っている場合は、上記とは異なる対処が必要になる。ストレス対処が悪循環に陥った場合、図の右側にあるようなストレス反応が増大し、時には精神疾患を発症する。このような状態では、たとえ周囲の人が効果的なストレスコーピングを提供しても、かえって悪循環を強化してしまう。この場合まず必要なのは、十分な休養をとり、悪循環を断ち切ることであり、必要に応じてカウンセリングや精神科受診を勧めなければならない。

なお対処要領には他に、認知的評価に働きかけるものがある。これは外界からの刺激に対して、できるだけ冷静に向き合い、客観的な視点で評価するための取り組みである。刺激が自らに関わるものであり、それに対して対処不可能であると判断されると、刺激の脅威が増大しストレッサーとして認識される。したがって刺激に対する認知的評価、特に脅威性の評価はストレス反応の発生に大きく影響する。

冷静かつ客観的に認知的評価を行うための取り組みは、それ自体がストレスコーピングの一つとして位置づけることができる。しかしながらそれはストレス下における具体的な対処技法というよりは、予防的な意味を含め長期的に取り組むべき問題である。外部からの刺激に対して、努めて感情的にならず冷静に向き合うこと、さらに思い込みや過去の経験にとらわれず、事実をありのままにとらえることが重要である。このような姿勢を習得するために、マインドフルネスが有効であるとする報告が数多く行われている。

マインドフルネスとは、禅に起源をもつ瞑想法であり、呼吸や身体感覚に意識を向けることによって、とらわれや思い込みから心を解放するためのトレーニングである。マインドフルネスは近年多くのグローバル企業で、職員教育に取り入れられており、その成果が報告されている。またマインドフルネスの効果は、単に心理的な落ち着きを得るだけでなく、より器質的な変化によるものであることがＭＲＩなどを活用した脳画像研究によって解明されている。なおマインドフルネスの詳細については、第９章で説明する。

Ⅱ　惨事ストレス

次に惨事ストレスとその対処法についても紹介しておく。惨事ストレスには通常のストレスとは異なる特徴があり、それを理解したうえで適切に対処しなければ、効果が出ないばかりか逆効果になることもある。また命の危険を伴う惨事ストレスは、本書が扱う心の強さを考えるうえで、避けては通れないものである。

１　惨事ストレスとは

惨事ストレスとは、生命の危険を感じさせるような悲惨な体験によるストレスのことであり、ＡＳＤ(Acute Stress Disorder; 急性ストレス障害) やＰＴＳＤ（Post Traumatic Stress Disorder; 外傷後ストレス障害）などの原因になることもある。

惨事ストレスは大規模な災害に限定されるわけではなく、日常生活のなかで起きる事件や事故など身近なものも含まれる。また惨事ストレスは厳密には自らの生命が危険にさらされることにより発生するが、上記のような現場で悲惨な状況を目撃することによっても同様の反応が現れることがある。

したがって惨事ストレス対処においては、直接生命の危険があったかどうかだけで判断するのではなく、悲惨な体験によるストレスとして幅広くとらえる必要がある。

表３　PTSD・ASD の症状

１．侵入 フラッシュバック，悪夢
２．回避 特定の場面や人物を避ける，感情の麻痺
３．過覚醒 不眠，イライラ，発汗など

２　惨事ストレス反応

惨事ストレスによる反応の代表的なものとしては、ＰＴＳＤ及びＡＳＤの症状（表３）がある。惨事ストレスを体験すると、これらの症状が現れる可能性があるほか、さらに図４（藤原、二〇一三）のように複雑な心理的反応が現れる。

惨事ストレス反応は通常のストレス反応と比して、ややインパクトの強い反応が現れる。そのため当事者は、出現した反応そのものにショックを受けやすい。さらにそのような反応が現れたことについて、その理由が自らの弱さにあるものと受け止めてしまいやすい。

惨事ストレスに遭遇すると、人は驚愕し激しく動揺する。ストレスがその人の限界を超える場合は、心理的防衛機制が働き、感覚が麻痺することでストレスから受ける衝撃をまともに受け止めないようにする。このようにして人は惨事ストレスに

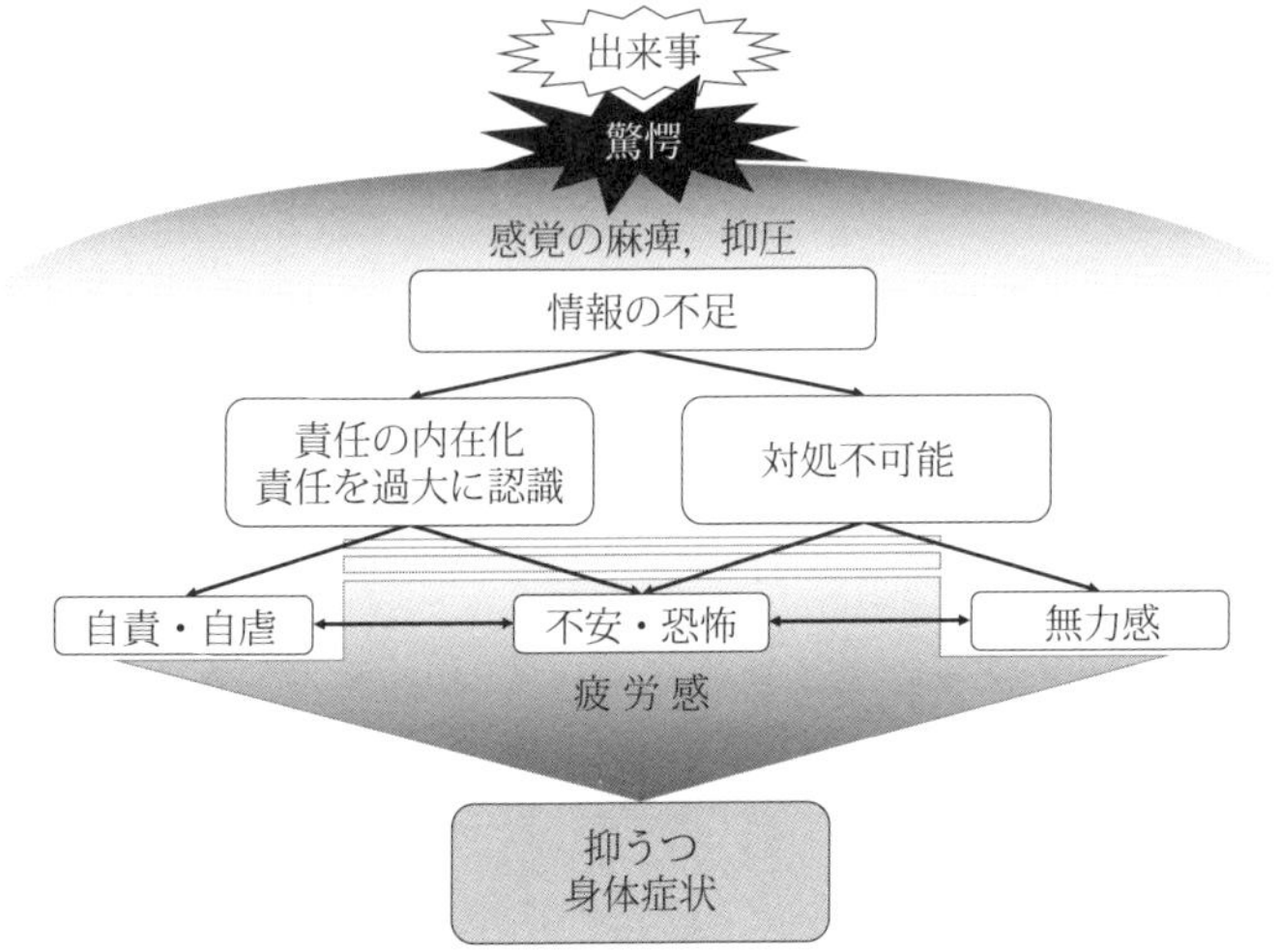

図4　惨事ストレスによる心理的反応

よる強い衝撃から、自動的に自分の心を守る機能をもっている。

しかしながらこの防衛機制は、危害となる衝撃だけでなく、あらゆる外部からの刺激を遮断してしまうため、回復のために役立つ情報が不足するという新たな問題が生起する。

そのため当事者は必要な情報不足に陥ることによって、自己の責任を過大に評価したり、対処不可能な問題として感じてしまいやすい。その結果惨事ストレスを受けた人は、自責感、不安感、無力感などを強く抱きやすく、最終的に抑うつ状態に至ることがある。

なお惨事ストレスによる影響は、惨事ストレスを体験した当事者だけでなく周囲の人々にも現れる。特に身体的な受傷を伴わない場合、惨事ストレス反応は周囲の人々には理解されにくい。一見何の問題もないように見える人が、長期にわたり不調を訴えるため、不調そのものに不満や疑念を抱いてしまう場合もある。

また惨事ストレス反応及びそこからの回復過程には、大きな個人差がある。そして惨事ストレスの影響により、当事者は周囲から孤立しやすくなる。このようなとき、周囲の人は支援をしても容易に回復しない人に対して、徐々に陰性感情を抱きがちである。しかしながら、このような状況こそが惨事ストレスによる周囲の反応であることをよく理解して、適切に対処する必要がある。

3　惨事ストレス対処

惨事ストレスによる反応は、単に心理的反応にとどまらず重篤な場合はうつ病やＰＴＳＤなどの疾患に至る場合もある。したがって惨事ストレス対処においては、まず精神科受診による薬物療法の必要性を十分に検討したうえで、カウンセリングなどの心理的介入を行う。

①安全であることを伝える

惨事ストレスを受けた人は、その衝撃から心身を守るために心理的防衛機制を発動する。この防衛機制は本来、自分自身を守るための機能であるが、結果的に周囲からの支援を含む有益な情報も遮断してしまう。したがって惨事ストレスの対処に当たっては、まず当事者を安心させ、防衛機制を解除させる必要がある。そのために最も重要なことは、すでに危険は去り、安全であることを伝えることである。単に言葉で安心させるのではなく、物理的に安全な環境、さらに栄養、睡眠、清潔を確保することによって安全であることを実感できるようにする。

②回復に役立つ情報提供

惨事ストレスを受けた人は、防衛機制の発動により情報不足の状態に陥る。その結果、自責感、不安感、無力感などを抱きやすい。そこで前項のように安全であることを伝えつつ、合わせて回復に役立つ情報を組織的に提供する。

回復に役立つ情報とは、まず現在の症状や苦痛は惨事ストレスによる正常な反応であるということである。また惨事ストレス反応の出現には個人差があり、それは単に個人の心の強弱を証明するものではない。さらにそれらの問題は適切な対処によって、時間をかけて解消していくことを伝える。また、過剰な自責感を軽減できるような情報があれば積極的に伝える。

③惨事ストレス対処のカウンセリング

惨事ストレスを受けた人に対してカウンセリングを行う場合は、通常のカウンセリングに、上記の対処の考え方を組み合わせて実施する。したがって惨事ストレス対処のカウンセリングは、通常のカウンセリングに比べて、情報提供を積極的に行うという特徴がある。そして適切な情報提供を行うためには、当事者の話を傾聴し、そのなかから回復に役立つ情報を抽出する作業が必要になる。さらにカウンセリングにおける体験の想起、感情表出は重要な過程であり、それによるカタルシス効果などを期待することもできる。

しかしながら惨事ストレス体験は、長期間にわたりその当時のままの強烈さで記憶に残ることが多く、その記憶を想起させることは体験当時の恐怖を追体験させることになる。そして惨事ストレスは体験の想起自体が二次的な惨事体験となり、当事者をさらに傷つけ、混乱させる可能性がある。したがって惨事ストレス対処のカウンセリングにおいては、無理に記憶を想起させ、感情を表出させてはならない。惨事ストレス対処の考え方をよく理解しつつ、それを画一的に押しつけるのではなく、惨事ストレス体験及びその反応の個人差をよく見きわめて、実際の関わり方を検討しなければならない。

高橋（二〇一八）は、「多くの人々は悲惨な体験をしたにもかかわらず、心の平穏を保ち、これからの生活の再建に前向きに取り組むことができる点を忘れてはならない」と指摘し、惨事ストレスに対して画一的な介入をすることに警鐘を鳴らしている。その一方で、重症の惨事ストレス反応を呈する人もいて、専門的な介入を必要とする場合もある。したがって惨事ストレス対処においては、多くの人の自然な回復の過程を妨げることなく、一部の人の重篤な反応を見逃さないように注意する必要がある。

Ⅲ　正しく理解すること

第1章では私たちが生活していくうえで遭遇する可能性があるストレスについて、対処要領を含めて概要を説明した。ストレスは人間が生きている以上避けられない概念であり、それを完全に排除することはできない。また私たちはこのストレスを乗り越えるべき対象としてとらえ、「ストレスに勝つ」という言葉に表されるように、その成否が心の強さを測る物差しとして使われる傾向がある。しかしながらすでに繰り返してきたように、ストレスを健康の敵ととらえ、正面から克服しようとする姿勢がさまざまな問題を引き起こしているといえる。

特殊なストレスである惨事ストレスの場合も、その反応は、異常なストレスによる正常な反応であるという理解が重要である。正常な反応を排除しようと無駄なエネルギーを注ぎ、悪循環に陥らないようにすることが何よりも大切である。

心の強さについて考えるためには、ストレスを正しく理解し、そのうえで適切に対処することが必要であることをこの章のまとめとしたい。

日記とマインドフルネス

筆者には以前から日記をつける習慣があります。日記といってもかなりいい加減な習慣で、毎日書くこともあれば、一カ月以上ノートを開かないような時もあります。

ここ数年マインドフルネスの体験を深めるにつれて、筆者にとっての日記の意味は大きく変わろうとしています。以前は日々印象に残ったことや学びになったことをまとめたり、何か問題や悩みを抱えたときにその解決策をみつけるために書いていました。ところが最近は、頭を使って何かを考えるのではなく、愛用の万年筆をもちただ心に浮かんだことをそのまま書き連ねていくようになりました。

気分の良い時は良い気分のままに、悪い時もそのままに、心に浮かぶことをただそのままに書いていきます。こんなことを考えても意味がない、もっと自分がしっかりしなくては、解決策を探さなければなどと考えるのではなく、不安や後悔や怒り、そして悲しみなど自分の胸にある思いをそのまま、一切の評価を加えずにノートに書いていくのです。

不安や後悔などのネガティブな気持ちもまた私たち自身が感じている大切な感情です。それを自分自身で押さえ込むのではなく、むしろ自分だからこそしっかり受け止めてあげるのです。

筆者は臨床心理士として、多くのクライエントに対してカウンセリングを行ってきました。そしてカウンセリングの最大の効果は、クライエントが自分自身を大切にできるようになることだと思っています。複雑な問題を抱え、自分のことを嫌いになっているクライエントの話を、大切に受け止めるカウンセラーの姿勢は、クライエントの傷ついた自尊心を癒し、少しずつ自分を大切にできるようにしていきます。マインドフルに日記をつけることには、カウンセリングと同様の効果があるのかもしれません。

第2章　心の強さを求める社会

Ⅰ　社会の変化とメンタルヘルス

現代社会の激しい変化は、組織で働く人の心に大きな影響を及ぼしている。渡辺（二〇〇七）によるとカウンセリングは、欧米における産業革命によってもたらされた、社会構造の変化への適応を支援する過程で発達した。産業革命以前の変化の少ない社会では、若者の多くは親の職業を継ぎ、働き方を学んだ。親もまた自らの経験を伝えることで次の世代を育ててきた。しかしながら産業革命後の社会では職業が多様化し、科学技術は日進月歩で進歩したため、身近な人の経験談だけでは社会の変化に適応することができなくなったのである。

そして高度情報化、少子高齢化をはじめとする現代社会の変化の波は、産業革命にも匹敵する変化としてあらゆる分野で影響を及ぼしている。厚生労働省によると働く人のメンタルヘルスの問題は深刻で、一カ月以上連続して休業した労働者の割合が〇・四％を占めるなど、多くの労働者がメンタルヘルスの問題を抱えている。

近年わが国では国を挙げてメンタルヘルス対策に取り組んできた成果もあり、この問題に対する理解は進んできた。しかしながらそれでもまだ不十分であり、メンタルヘルスを心の強弱で単純に評価しようとする傾向がある。そしてその裏側には強さを善、弱さを悪ととらえる価値判断が隠されているように思われる。このような価値観のもとでは、メンタル不調は恥ずべきこととらえられ、組織においては排除の対象になりやすい。

Ⅱ　問題の背景

この問題の背景にはストレスや精神疾患などを含むメンタルヘルス問題特有の難しさがある。まずメンタルヘルスに関する問題は形がなく目に見えないものが多いため、一般の人にはわかりづらい。たとえば多くの精神疾患は現在でも発症のメカニズムが解明されておらず、根本的な治療法も確立されていない。さらに多くの人は正しい情報や知識をもっていないためメンタル不調を誤解しやすく、単なる気持ちの問題や甘えとして理解してしまうことが多い。

またメンタル不調時特有の、不安定な心理状態の問題がある。ストレス反応や各種精神疾患による不調時には、その症状として不安定な心理状態が現れる。なかでも強い焦り、不安、そして自責感などは思考の幅を狭め、症状が症状を生む悪循環の状態を生み出しやすい。このような心理状態に陥ると冷静な思考が阻害されるため、相談することを恥ずかしいこと、休むことを卑怯なことであると考えるようになってしまうのである。

このようにメンタルヘルスには特有の難しさがあり、メンタルヘルスが心の強弱で評価される社会を生み出す原因となっている。そして現代社会が有するこの問題はさらに別の問題を生み出すことになる。

一つ目の問題は、メンタル不調に陥った本人が不調の原因を自分自身の弱さであると考えやすいことである。さらに不調が長引くと、それは本人にとって認めたくない人生の汚点として受け止められてしまうこともある。

二つ目の問題は、組織に与える影響である。組織もまた個人と同じように発生したメンタル不調の問題から目を背けようとすることがある。高度に情報化、高速化そして複雑化した現代社会では、多くの組織が早く、目に見える成果をあげることを求められている。そのような環境のなかで組織が生き残るためには、無駄のない引き締まった構造をもつことが重要である。組織とは共通の目的をもち、その達成に向かう集団であるため、個々の構成員にも明確な成果が求められ、そこに厳しいストレスがかかることになる。また成果を重視する昨今の人事評価の影響でその傾向に拍車がかかっている。そこではメンタル不調の問題は、組織の戦力低下につながる問題として位置づけられやすい。さらに厳しい環境で活動する組織、なかでも自衛隊、消防、警察などのように危険を伴う現場で活動する組織では、職員は強くあることを求められる。しかしながらその傾向が強すぎると、そこでは弱さは受け入れられず排除される対象になりやすい。そしてこのような組織文化は、スケープゴートを生みやすく、メンタル不調者を弱者としてその地位に追いやってしまいかねない。

スケープゴートとは、贖罪の山羊、生贄の山羊などの意味をもつ言葉で、ある集団が何らかの危機に直面したとき、集団内の特定の構成員を攻撃対象とすることによって集団内のストレスを解消する現象のことである。スケープゴートを生むことで集団は一応安定するが、それは不健全なストレス対処であり、攻撃対象となった個人はきわめて厳しい立場に置かれることになる。

この不健全な状態を改善するためには、スケープゴートを生み出す土壌となっているストレス状況そのものを改善する必要があるが、往々にして対象者の配置換えや組織からの排除という場当たり的な対処で済まされることが多い。

このような対処は一時的には効果を生むが、結局元の問題は持続しているため、いずれ組織は新たなスケープゴートを生み出すことになり、問題解決にはつながらないばかりか、いたずらに不調者を増やすことになりかねない。スケープゴートになりやすいメンタル不調者を生み出すストレス環境そのものに介入し、問題の根本を改善することが重要である。

Ⅲ　目を背けないこと

前項でも述べたように、今もなお精神疾患発症のメカニズムは解明されていない。このような状況で全てのメンタル不調が防げるわけはなく、どのような組織においてもこの問題は一定の割合で発生する可能性がある。したがってメンタル不調になった職員を弱者として扱い、組織から排除しようとする動きにはきわめて大きな問題があるといえる。それは結果的に組織が不調者を抱える力を低下させ、さらには新たな不調者の発生へとつながってしまう。

忙しい職場でメンタル不調者を抱えていくことは、他の職員の負担を増やし、組織の目標達成にとっても大きな阻害要因となる。そのため実際に不調者が発生した職場では、その扱いに苦慮することが多く、特に不調が長期にわたる場合や、業務の軽減など個別の配慮が必要な場合にその傾向が強い。しかし組織は労働安全衛生法第六九条に示されているように、労働者の健康の保持増進を図るための措置を講じなければならない。繰り返し述べているように、どの組織でもメンタル不調者が発生する可能性はある。そしてその背景に組織として何らかの問題が隠されている場合もある。平素から必要なメンタルヘルス対策を確実に行うことと、発生した問題については目を背けることなく、冷静に向き合い適切な対処を行うことが重要である。

それでも組織が目先の効率性を重視すると、メンタル不調者を組織から排除しようとする力が働きやすい。たとえば復職支援のケースの場合、不調者には業務負担の軽減などの処置が必要になるが、組織や所属していた部署から完全に配置換えするより、可能な限り不調者に配慮しながらも他の職員と交流できる環境に置く方がよい。その方が不調者と他の職員双方にとってメリットになるからである。

まず不調者自身にとってのメリットは、職場や仲間との関係を切らず、つながり続けることで職業人としての自信とプライドを失わず、復職へのモチベーションを維持することができる点である。不調の程度によっては入院や自宅療養などの療養期間が必要になるが、それ以外の場合は所属する組織の本来の居場所で少しずつ回復していく。この過程を支えるのが復職支援という取り組みであるが、そこではクライエントを取り巻く周囲の人々、とりわけ所属する組織の仲間からの支えが重要になる。

次に不調者が所属する組織（職場）の他の職員にとってのメリットについて述べる。他の職員の側が有するメリットとは、メンタル不調というわかりにくく誤解を生みやすい現象に対する理解を深める機会を得ることである。

Ⅳ　受け入れるメリット

二一世紀を迎え、科学技術が目を見張るような進歩を見せる現代社会でも、今なお精神疾患をはじめとするメンタル不調の問題は、得体の知れない問題として扱われ、多くの人々の理解はスティグマに満ちている。スティグマとは本来、奴隷や家畜の身体につけられた刻印や烙印を指し、現代では差別や偏見を意味する言葉として使われている。山口ら（二〇一四）によると日本の大学生を対象にした調査で、心の不調がある人と関わった経験があると答えた人の割合はかなり少なく、今後心の不調がある人と関わることについてネガティブな考えをもつ回答が多かったという。このようなスティグマにより、メンタル不調の問題は多くの人々から目を背けられることになり、正しい理解はさらに遠のいてしまうという悪循環に陥っている。

こうした悪循環は、組織でメンタル不調者が発生したときに適切な対応を妨げるばかりか、不適切な対処を選択させてしまう。その結果職員個人のメンタルヘルスを維持できないだけでなく、組織全体の能力を低下させることになってしまうのである。組織にとってメンタル不調者の存在は、短期的には生産性の低下につながることが多い。しかし身近にメンタル不調者がいることは、メンタル不調が決して他人事ではなく全ての働く人にとって関係ある、身近な問題であることを教えてくれる。さらに得体の知れない現象として受け止められがちなメンタル不調への正しい対応の仕方を考え、学ぶ貴重な機会を与えてくれる。

メンタル不調に対するスティグマを改善するには、継続的なメンタルヘルス教育などによって、精神疾患やストレス対処についての正しい知識を付与する必要がある。そしてメンタル不調者と実際に会い、交流することが何よりも大切である。

そのことについて筆者はこれまでに関わってきた復職支援の体験を通して確信するようになった。職場でメンタル不調者が発生すると、その上司をはじめ周囲の関係者は戸惑い、対応に苦労することになる。どの職場も忙しくて、丁寧に対応する余裕がないことが多い。なかには不調者の対応を医療や組織の産業保健スタッフに任せきりになってしまうケースもある。しかし適切な復職支援を行うには、専門家の関わりだけでは不十分であり、職場の理解や協力が欠かせない。筆者が復職支援を行う場合も臨床心理士として職場の関係者に丁寧に説明し、協力を引き出すように努めてきた。多忙な環境のなかでの対応は、関係者にとって大きな負担となるが、その過程で彼らが得るものは大きい。彼らの多くは復職支援を通して、精神疾患をはじめとするメンタル不調の症状や対応要領などを理解していく。そしてそこで得た知識や経験は、職場におけるメンタルヘルス環境の改善に役立つとともに、新たな不調者の発生予防に貢献する。実際これまでに支援してきた多くのケースで、筆者は職場の関係者から「支援を通してとても勉強になった」という声を聞いた。

Ｖ　求められるものは

以上述べてきたように第２章では、私たちを取り巻く現代社会が私たちに求める心の強さについて考えた。なかでも危険と隣り合わせの現場で活動する組織は、その職員に対して強くあることを求める傾向がある。そこではさまざまなストレスから逃げずに勇敢に立ち向かうことが強さであると理解されやすく、カウンセリングや休養などのメンタルヘルスの取り組みは、弱さであると受け止められやすい。

そのためこれらの組織では、メンタル不調は恥ずべき問題としてとらえられ、その問題から目を背けようとする傾向がある。そしてその傾向は一部の特殊な組織のみで見られることではなく、程度の違いはあっても企業など多くの組織においても見られることである。私たちは今一度立ち止まり、この問題についてじっくりと考えてみる必要がある。次章ではメンタル不調に関する四つの事例を紹介する。それらは全て本章で述べたように、強さを求める組織においては、抑圧あるいは排除すべき対象として扱われることが多い。しかしここではあえてそれらの事例に光を当てることによって、社会が求める強さについて考えてみたい。

重大ミスを防げ

非注意性盲目とは視野に入っている対象のなかで、注意を向けていない部分が見えなくなる現象をいいます。たとえばある人に、道路を走っている自動車のなかに、左ハンドルの自動車は何台あるか数えてもらいます。その後、自動車を数えた道路の背景にどのような建物があったかを聞いても、覚えていないので答えられないということが挙げられます。

このように人は何か一つのことに注意を集中すると、それ以外のことは目に入らなくなってしまうのです。こうしたことは例に挙げたように日常的に起きていますが、医療や建設現場など生命の危険を伴うような場面でもヒューマンエラーとして起きることがあります。たとえば病院で患者に薬を渡すとき、錠剤の数だけに気を取られていると、間違った種類の薬を渡してしまうなどが考えられます。

このような現場ではもちろん一つのミスが重大な結果をもたらすため、さまざまな防止策が講じられていますが、それでもミスは起きてしまいます。特にヒューマンエラーを防止するための手続きが複雑になればなるほど、人の注意は細部に向けられ、それ以外の部分が見えにくくなってしまうという皮肉な結果を招いてしまいます。

そもそも人の注意には、その人の意識の覚醒状態が影響を及ぼすといわれていますが、こうしたエラーをなくすためには、細部に注意しつつも細部にとらわれず、全体を全体としてとらえる意識が大切になります。

私たちはエラーを防ぐために、得てしてチェックリストやマニュアルの作成に頼りがちですが、チェックを行う際の私たち自身の意識状態にも目を向ける必要があるといえます。

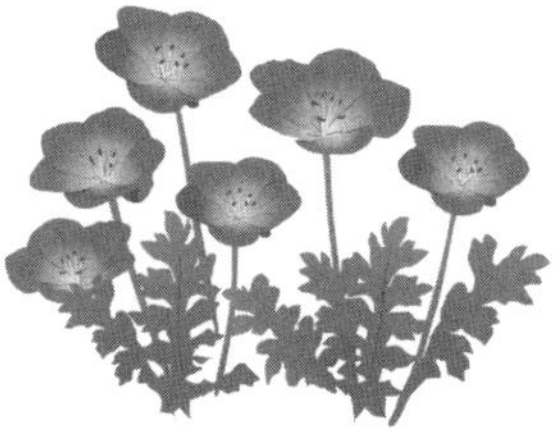

第３章　事例による心の強さの検討

はじめに述べたように、現在の厳しいストレス社会のなかで多くの人がメンタル不調になり、なかには長期間の療養や自殺などに追い込まれる人もいる。その背景には、単にストレスが増えているだけではなく、人々のストレスに対する誤解の問題がある。そうした誤解は社会や組織にも広く存在しており、そこで働く人々にさまざまな問題を投げかけている。

なかでも企業など共通の目的をもつ組織は、その目的を達成するために職員に対してストレスに対して強くあることを求める。そのような流れのなかでメンタル不調に陥った人々は、往々にして社会の弱者として見なされ扱われることが多い。

こうした問題への対応に対する批判が、ポジティブ心理学への信仰を生み出したと考えることができる。しかしながら精神科及び心理臨床の現場で、長年多くのケースを経験してきた筆者には、これらの一見弱さとみられる問題のなかに、実は本当の意味での強さが隠されているように思われる。

第３章ではこうした問題のなかから、四つの問題を取り上げる。これらはいずれもストレス反応や精神疾患に関するものであるが、現在わが国において対応が難しい問題となっている。ここではこれらの問題を一つずつ取り上げ、事例を用いて説明する。そしてそのなかに隠されている本当の強さに光を当てることでわかりやすく解説する。

なお本書で紹介する事例は筆者が臨床の場で出会った実際の事例に基づいている。しかしプライバシーを保護する必要があるため、本人を特定できる情報は加工するとともに複数の事例を組み合わせて作成した。その意味でこれらの事例は全て架空の人物と考えてさしつかえない。

Ⅰ　復職支援の事例

1　復職支援とは

最初の事例は復職支援に関するものである。厚生労働省によると、図1のように現在働く人の約六割がなんらかの強いストレスを感じているという。さらに業務による心理的負荷を原因として精神障害を発症し、あるいは自殺したとして労災認定が行われる事案が増加している。

そのようなかでますます重要性を増しているのが復職支援のあり方である。精神疾患などで長期間療養した人が、元の職場に復帰していくことは実はそれほど簡単なことではない。症状がかなり回復したとしても、職場に復帰するためには乗り越えなくてはならない

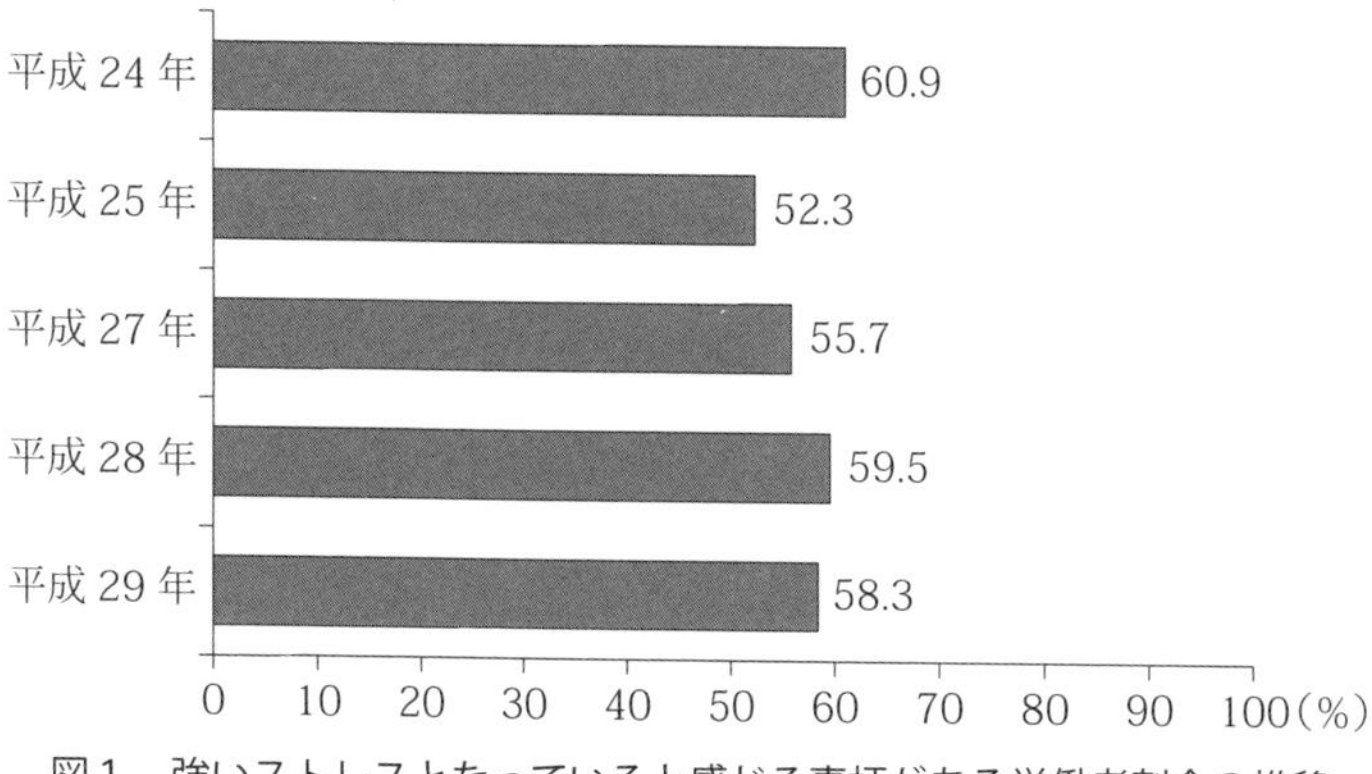

図1　強いストレスとなっていると感じる事柄がある労働者割合の推移

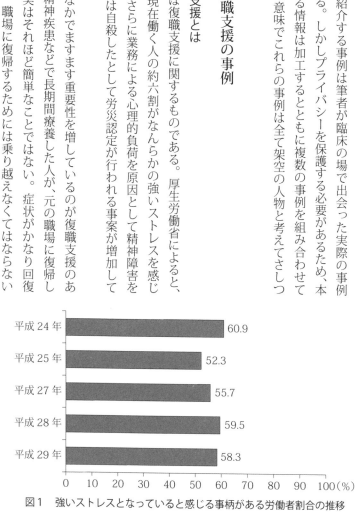

壁がある。まず精神疾患は完治するものではなく、寛解という症状が落ち着いている状態を目指すことになる。少なくとも復帰直後は完全に元気な状態になることはなく、しばらくは不安定な状態が続くのが普通である。さらに長期間離れていた職場へ戻っていくことの不安や緊張なども当事者を苦しめる。このように目に見えにくいさまざまな問題を抱えて職場復帰を目指す人を、専門的に支援するのが復職支援である。

2　Aさんの事例

①背景

復職支援とは単に病気が回復した人が職場に復帰することではなく、クライエントがこれまでの働き方や生き方を見つめ直す過程を支援することでもある。そのことをAさんの事例から考えてみる。この事例は適応障害の診断で長期間自宅療養をした後、復職支援を行い無事に職場復帰を果たした事例である。Aさんは三五歳の既婚男性である。地方公務員として役所の総務課で働いている。子どもの頃から柔道を続けていて、体力には自信があったが気が弱くて口下手で、人間関係が苦手だった。仕事は真面目に取り組み、不器用ながらも時間をかけてコツコツとこなすタイプであった。Aさんは決して人から嫌われるような人ではなかったが、自分のやり方にこだわりが強いところがあって、時に上司や先輩から疎まれることがあった。あるとき、職場の先輩と二人で担当していた業務の進め方を巡って対立し、その先輩から厳しく注意されたことをきっかけに、Aさんはこれまで以上に周囲と距離を置き、孤立するようになっていった。職場では誰とも口をきかなくなり、自分の殻に閉じこもることが増えた。その結果いっそう周囲とのコミュニケーションが減り、仕事のミスが増えるという悪循環に陥った。

Aさんは徐々にストレスを溜め込み、強いイライラ、焦りそして不安を感じるようになった。Aさんの妻は会社員として忙しく働いており、特に平日は夫婦間でも会話は少なかった。Aさんは疲れ果てて帰宅しても、眠れないことが増えた。

②Aさんの治療

そしてある日ついに出勤することができなくなり、妻の勧めで精神科を受診することになった。仕方なく受診したAさんだったが、担当医からしばらく自宅療養するように勧められると強く抵抗した。子どもの頃から柔道で鍛えてきたAさんにとって、休むことは負けることであった。Aさんは自分の気の弱さを知っていたからこそ、絶対に負けないように何事も強い意志をもって取り組んできた。Aさんはもともと口下手で人間関係が苦手だったが、それ以上に何事も人の力を借りずに自分の力でやり抜くことが大切だと自分に言い聞かせてきた。そのため今回のような結果に陥ってしまったのだった。

結局Aさんは妻や担当医の説得により、しぶしぶ自宅療養を受け入れたが、しばらくの間自宅にいても落ち着いて休めるような状態ではなかった。不安やイライラが強く、じっとしていられなかった。何よりこうして仕事を休んでいること自体が、負け犬になったような気がして許せなかったのである。うつ病や適応障害の場合、Aさんのように受診や休養を受け入れようとしない患者は多い。目に見える怪我や病気ではない精神疾患は、弱さの証として受け止められてしまうことがよくある。そのため担当医から自宅療養や入院治療を指示されても、なかなか同意が得られなかったり同意してもゆっくり休むことが難しい場合が多い。このようなときには服薬やカウンセリングによる長期的な関わりが効果的である。Aさんの場合にも担当医による処方と臨床心理士による継続的なカウンセリングが行われることになった。

担当の臨床心理士は、時間をかけて粘り強くＡさんの話を聞き、療養することに対する情けなさや惨めさを正面から受け止めた。こうした場合のカウンセリングには、さまざまな理論に基づくアプローチがあるが、Ａさんの担当心理士は発達的視点を重視した支持的アプローチで支援を行った。

たとえば前述のように自宅療養中の自分を「情けない負け犬」と受け止めているＡさんの考えを否定せずに受け止めた。なぜなら幼少期から何事も力任せに頑張って乗り越えてきたＡさんにとってこのような受け止め方は、「休むことは負けである」という大切な信念に基づくものであったからである。自分の信念を否定されずに受け止められる体験は、少しずつＡさんの心を解きほぐしていった。少し落ち着くとＡさんは、自分の大切にしている信念が今はかえって不調を引き起こす原因になっていることに気づいた。そして今は無理に頑張るよりも、一旦立ち止まり必要な休養をとる方がより適切で、Ａさんにとって勇気ある対処方法であることを理解していった。このように復職支援は単に休んで復帰することではなく、そのプロセスでクライエント自身が大切なことを学び、成長する過程であるといえる。そのため復職支援のカウンセリングは、復職間近になって始めるより療養の開始当初から始める方が望ましい。

③回復の過程

Ａさんはその後、時間をかけて療養し症状の安定に伴い、職場への試験出勤を行った。ここでも当初Ａさんは焦りに任せて最初からいきなり全力で出勤しようとした。しかしカウンセリングのなかでＡさんは、自分の焦りに気づき自分自身をコントロールする方法を身につけていった。そしてそのことを通して自信を取り戻し、自分を肯定的に受け止めることができるようになった。

その頃のＡさんは、調子が悪いときは悪いなりのやり方があることを理解し、常に一〇〇％でなければならないという強迫的な考え方から解き放されていた。こうしたAさんの変化は、復職を果たした後のフォローアップ期間にさらなる成長へとつながっていった。

Aさんはかつて自己否定に陥り、メンタル不調による自宅療養をまるで人生の汚点であるかのように考えていた。またAさんはこれまでただ力任せに突き進むような強さだけを求めてきた。しかし今回職場復帰へと向かう過程のなかで、Aさんは「強さとはしなやかさや柔らかさを併せもつもの」であることに気づいた。そしてそれを自らの職務や日常生活そして柔道のなかに取り入れようと考えるようになった。

支援者の立場から振り返ると、メンタル不調から復職を目指す過程は患者にとって人生の危機といっても過言ではない。彼らの多くはメンタル不調になったこと自体を、当初は受け入れることができない。そして服薬や療養など担当医から指示されたことを実行できず、急いで復帰しようとする。ようやく落ち着いて療養できるようになっても、試し出勤などが始まると強い焦りが生じ、最初から無理をしてかえって体調を崩してしまう。

彼らはなんとかしてメンタル不調という認めがたい現状から、一刻も早く抜け出し元通りの元気な自分に戻りたいともがくのである。しかし彼らがもがけばもがくほど足元は崩れ、さらなる深みへとはまっていく。それはまるで蟻地獄のようである。このような時もがけば体力は失われ、かえって状況は悪化してしまうものである。大切なのは一度立ち止まり、体力の消耗を抑え静かに一歩ずつ前へ進んでいくことである。しかしAさんのようにこれまでいつも全力で頑張ってきた人にとって、休むことや力を抜くことは非常に不安なことであり、すぐには実行できないことなのだ。

3　復職支援に見る本当の強さとは

本当の強さとは一体どのようなものなのだろう。Ａさんの事例はそのことを深く考えさせてくれる。Ａさんのような人は一部の特殊な存在なのだろうか。筆者はそうは思わない。程度の差こそあれ多くの人は、Ａさんと同じような価値観をもっているのではないだろうか。そしてさまざまなストレスにさらされる現代社会を生きていくためには、単なる力強さや硬さではなくＡさんが気づいたようなしなやかさや柔らかさを併せもつ強靭さが必要なのではないだろうか。しかしながら時としてしなやかさや柔らかさは、困難から逃げる卑怯な行為であるかのように思われやすい。しかしだからこそその決断をするためには、勇気が必要となるのである。はからずもＡさんが子どもの頃から続けてきた柔道などの武道の世界では、「本当の強さは自らの弱さを知るところにある」という教えがある。

多くのメンタル不調者がその体験を、まるで人生の汚点であるかのようにとらえている。しかしＡさんはメンタル不調から復職に至る一連の過程を、自らの人生を問い直す貴重な機会として受け止めるようになった。Ａさんはカウンセリングの終盤で、これまでの体験を振り返り次のようなことを話してくれた。Ａさんは「今回のことでこれまでの自分がいかに力任せに頑張って生きてきたかということがわかった。はじめの頃はとても休むことなどできなかったが、少しずつそれは恥ずかしいことではないと思うようになり、肩の力を抜くことができるようになった。そういえば最近練習を再開した柔道でも、余計な力を抜くことで技のキレが良くなったのだ」という。

さらにＡさんは「以前は職場でも周囲の目が気になって、いつも緊張していたけれど、最近は無理しなくていいと自分に言い聞かせて楽に過ごせている。周囲からは『最近雰囲気が変わったね』と声をかけてもらえるようになった。今改めて振り返ってみると、変な話だけれど今回適応障害になって良かったと思っている。もちろん当時は全く受け入れられなかったけれど、今は調子を崩したからこそ大切なことに気づけたのだと思う」と話したのであった。

メンタル不調による長期療養という人生の危機を、どのようにして乗り越えるのかがその後の人生に大きな違いをもたらすことがわかる。そして心の強さとは、こうした体験を通して身につけることができるということも忘れてはならない。

Ⅱ　惨事ストレスの事例

1　惨事ストレス

①惨事ストレスとは

次に紹介するのは惨事ストレスに関する事例である。惨事ストレスについては第1章ですでに述べたが、通常のストレスに比べ生命の危険を伴うという点で大きな違いがある。そのため現れるストレス反応にも特徴があり、対処を行う際もそれらの点を正しく理解して慎重に向き合うことが重要である。

惨事ストレス対処を行ううえでまず理解しておくべき点は、惨事ストレス反応は異常なストレスに対する正常な反応であるということである。生身の人間である私たちが生命の危険を感じるような体験をしたとき、さまざまなストレス反応が現れることがある。第1章でも述べたようにストレス反応は私たちが環境に適応しようと努力した結果として現れるので、それは決して異常なことでも弱さを表すものでもない。

②コンバットストレス

ストレス反応を異常や弱さとして認識すると、それは当事者に恥の意識を抱かせ、反応をより一層増幅させ、複雑なものにしてしまう。惨事ストレスのなかでも最も強大なものが、軍人が戦場で体験するコンバット（戦闘）ストレスである。コンバットストレスとは、軍隊が戦場における戦闘行動により受けるストレスであり、そこには言語に絶する厳しい環境が広がっている。軍隊には敵と戦うという使命があるため、たとえ命の危険が高くても任務を達成しなければならない。激しく弾が飛び交うなかで行動しなければならず、決して逃げ出すことは許されない。このような環境のなかで、太古の昔から戦場では身体的負傷がないにもかかわらず多様な症状が現れて戦えなくなる兵士が大量に発生したことが知られている。当時その原因は不明であったが、第一次世界大戦の頃になると戦場という環境によるストレスが原因で発症する神経症であると考えられ、それを戦争神経症と呼んだ。戦争神経症という考え方が定着すると、各国の軍隊では戦場で患者が発生すると、身体的負傷の場合と同じように病人として扱い、後方にある病院に収容して治療するという対応を行うようになった。しかしながらその結果、戦争神経症患者の大量発生と症状の長期化という問題を招くことになった。

リヴァーズ Rivers, W. H.（一九二〇）によると、こうした戦争神経症患者の発生は、軍隊という組織における被暗示性の高さによるものであるという。それによると軍隊という組織では個々の兵士は組織の一員として、与えられた命令に即座に反応しなければならない。そのために軍隊では、同じ行動を何度も繰り返し訓練する。与えられた指示に即座にそして無条件に反応し、周囲と同じ行動がとれるようになることは、結果として集団内での被暗示性を高めることにもつながるというのである。

戦争神経症を病気として扱い、戦域外の安全な地域に後送して治療するという対処は、皮肉なことに被暗示性によって同じような症状を訴える兵士を大量に生み出す結果となってしまった。なぜなら死と隣り合わせの極限の状況では、被暗示性により同じような反応が集団で現れやすいうえに、そのような反応が現れることによって兵士は後送され、結果として命が助かることが疾病利得を生み、さらに発生率を高めるものと考えられる。

さらに一度戦域外へ後送された兵士は、長期間にわたり症状が回復せず、その後の経過も悪かったという報告がある。なおこの点について米軍は、二〇〇一年から二〇一三年までの間に、イラクまたはアフガニスタンに派遣された一五〇万人近くの米軍兵士を対象にした研究で、コンバットストレス反応により戦域外へ航空後送された兵士のその後について、職業生活上の適応の悪さを報告している。そして研究の結論として、コンバットストレス反応の対処は、できるだけ戦域内で行うべきであるとしている。これらの結果から、その後米軍では戦争神経症の対処を見直すことになった。現在米軍ではかつて戦争神経症と呼んでいたものを病気ではなく、ストレスによる反応としてとらえている。戦場という異常な環境下での強烈なストレスによる当然の反応としてとらえるようになったのである。コンバットストレスは弾が飛び交う戦場で、生命の危険から逃げ出すことを許されない異常なストレスである。その環境下では、いかに鍛え上げた兵士であっても、さまざまなストレス反応が現れることがある。強さを求められる軍隊組織において、こうした反応は個人の弱さとして受け止められやすく、恥や自責の意識を生みさらに反応を複雑化させてしまう。

しかしこうしたストレス反応は弱さの結果ではなく、誰にでも起こりうるストレス反応としてとらえ、反応を評価せずにまずはありのままに受け止め必要な対応を行うことが大切である。現在ではコンバットストレス反応が発生した場合、すぐには後送せずにできるだけ戦域内で短期間の休息と十分な栄養を与える。治療すべき患者として扱うのではなく、一時的な反応が現れているだけでまだ戦える兵士として扱うのである。このように対処することによって兵士が自信を失い、仲間から引き離されることがないようにするのである。

ここではまず惨事ストレスの最も極端な場面として、戦場におけるコンバットストレスについて紹介した。コンバットストレスは有事、戦場における特殊なストレスなので、その対処要領もまた特殊であるが、共通する点もまた多い。繰り返しになるがそれは生命の危険を伴う体験による当然の反応であり、弱さの結果であると受け止めてはならないということである。異常な環境下での自然な反応としてありのままに受け止め、ネガティブに評価しないことが大切である。

2　Bさんの事例

①背景

ここではBさんの例を参考に、惨事ストレス反応について理解を深めることにする。Bさんは三〇代の独身男性で、高校卒業後陸上自衛隊に入隊した。高校時代にサッカーで鍛えたBさんは、入隊後も厳しい訓練を乗り越え順調に自衛官としてのキャリアを重ねていた。しかしBさんはある休日、近くの町へ外出したとき、交通事故に巻き込まれてしまった。その日Bさんはバスに乗り隣町へと出かけていたが、そのバスが交差点を右折するとき、直進してきたトラックと衝突してしまったのである。激しい衝撃の後、気がついたBさんはすぐ近くに血まみれになって倒れている乗客の姿を見た。

幸いBさんに目立ったけがはなく、警察から事情を聞かれた後すぐに自宅に帰ることができた。その後しばらくの間何事もなく時間は過ぎていったが、ある日通勤の途中で車の急ブレーキの音を聞いた瞬間に、全身が凍りつくような感覚に襲われた。そしてあの時の事故の記憶が蘇ったのであった。それはまるで今目の前で起きているかのように生々しい映像であった。同時にけが人の血やガソリンと油の匂いまでもが、当時のままに感じられたのだった。このことがあってから、Ｂさんは急ブレーキだけでなく車のエンジン音や何かがぶつかるような音などをきっかけに、事故のことを思い出すようになった。

それは単に当時のことを思い出すだけではなく、まるで今ここで事故が起きているような感覚であった。そしてさらにＢさんを苦しめたのは、あの時血まみれで倒れている乗客を見て、何もできずに立ちすくんでいたということだった。これまで自衛官として厳しい訓練を乗り越えてきた自分が、あの時何もできなかったことが情けなくて仕方なかった。かすり傷さえ負わなかった自分が、いざという時何の役にも立てなかったことに激しい怒りと失望を抱いていた。

このようにしてＢさんは次第に自宅に引きこもり思い悩むようになった。夜も眠れない日が続き、仕事も休みがちになった。事故から一カ月あまりが過ぎたというのに、Ｂさんの調子は悪くなる一方であった。Ｂさんはどこにも悪いところがないのに、なぜこれほど調子が悪いのか理解できずにいた。いっそのこと腕の一本でも折れていれば、これほど苦しまなかったのではないかとさえ思った。そしてほとんど出勤できなくなったＢさんは、上司に付き添われて精神科を受診することになった。

②Ｂさんの治療

Ｂさんは担当医の診察の結果、ＰＴＳＤと診断された。その後しばらくの間、自宅で療養しながら定期的に通院し、服薬治療と臨床心理士によるカウンセリングを受けることになった。担当の臨床心理士は、第１章で紹介した惨事ストレス対処のカウンセリングを中心に対応した。

Ｂさんは事故の映像をフラッシュバックのように思い出してしまう、感情が不安定になり、睡眠が浅くなる、とても疲れやすい等、ＰＴＳＤの代表的な症状を訴えた。しかしＢさんの苦しみはそれだけではなく、すでに述べたように強い自責感や自分自身に対する怒りや失望を抱くようになった。臨床心理士はこうしたＢさんの訴えを丁寧に受け止めた。そして惨事ストレスのカウンセリングで大切な情報提供も同時に行った。

まずＢさんに対して今回のような生命の危険を伴う体験をしたとき、体に異常はなくてもさまざまな反応が現れることがあることを説明した。そしてそれはストレスに対する弱さを表すことではなく、誰にでも起きうる自然な反応であることを伝えた。さらに担当医から、服薬やカウンセリングなどの適切な治療を続けることで、少しずつ回復していくものであることを説明した。

③回復の過程

その後Ｂさんは、時に症状を悪化させながらも服薬とカウンセリングを軸に治療を続けた結果回復し、現在は元の職場で元気に働いている。Ｂさんはカウンセリングの最終回で、これまでの回復の過程を振り返って次のようなことを話してくれた。

「初めてここにきてカウンセリングを受けた頃、私は事故の映像を思い出すたびにあの時何もできなかったことや、事故から一カ月以上も経つのにグズグズと引きこもっていることが情けなくて仕方なかった。自衛官として率先して負傷者を救助すべき自分が、いざという時何の役にも立てなかったことで激しく自分を責めていた。カウンセリングではそのような自分の気持ちを正面から受け止めてもらえた。上司や友達のなかには『気にするな』といってくれる人もいたが、私にはそうは思えなかった。臨床心理士は自分を責めてしまう気持ちを自然なことだと受け止めてくれた。その頃私は自衛官として失格だと感じ、退職することも考えていたが、臨床心理士から強い自責感は、強くあろうとする姿勢の表れだと指摘された。私はその時自分のなかに、前向きなまだ頑張ろうとする気持ちがあることに初めて気づかされた」。

3　惨事ストレス対処に見る本当の強さとは

これまでのカウンセリングをこのように振り返ったBさんは、さらに次のように語った。「私はこれまで自衛官として強くあろう、いかなる時も弱音を吐かず、結果を残せるようにと頑張ってきた。しかし今回の体験で、どれだけ鍛えてもそれ以上のストレスを受けて調子を崩すこともあるのだということがわかった。それは一時私の自信を失わせたが、大切なのはそこから立ち上がることなのだと思うようになった。まだうまく言葉にできないけれど、今回の体験を通して私は以前よりも強くなったのではないかと感じている」。

Ⅲ　アルコール依存症の事例

1　アルコール依存症とは

三つ目の事例はアルコール依存症に関するものである。これまでの筆者の経験からいうと、アルコール依存症は臨床心理士が対応する精神疾患のなかでも最も難しいものの一つである。アルコール依存症は、一般の人には単にお酒を飲みすぎる人や酔って暴れるなどの酒癖の悪い人であると理解されやすい。そのためアルコール依存症は本人の意志が強ければ克服できる問題と考えられ、患者は意志の弱い人々であると理解されてしまう。

しかしながらアルコール依存症の実体は、それとはまるで異なるものであり、きわめて対処が難しい精神疾患である。アルコール依存症とは、飲酒に対する強い欲望があり、飲酒行動をコントロールできない、またアルコールが切れると離脱症状が現れるなど、身体的・心理的依存を形成する精神疾患である。それは単に酒量の多寡や酩酊の程度によるのではなく、飲酒に関するコントロールができているかどうかが問題とされる。

たとえば大切な会議の前日に大量に飲酒する、これ以上飲むと大変なことになるとわかっていても止められないなど、自分の意志で飲酒をコントロールできない病気である。ここで問題なのは、アルコール依存症の飲酒欲求は身体・心理的依存によるものであり、単に酒好きの人が飲みたいと思うこととは質的に異なる強烈な欲求であるということである。

したがってアルコール依存症は本人の意志の力だけで解決できる問題ではない。むしろアルコール依存症の治療は、自分はアルコールの前では無力な存在であることを認めたときから進み始めるとさえいえる。ここではCさんの事例を紹介し、アルコール依存症への理解を深めるとともに心の強さについて考えてみる。

2　Cさんの事例

①背景

Cさんは五〇代の既婚男性で、大学卒業後技術者として大手企業に就職し、電気関係の機械を設置する仕事を行なっていた。仕事は忙しく全国を飛び回る日々だったが、毎日が充実していた。三〇代の後半にさしかかった頃、年老いた両親を介護するため、Cさんは地元の企業で資格を活かせる施設管理の仕事に転職した。しかしそこでの毎日はCさんにとってやりがいのない退屈なものであった。職場の人間関係も悪く、大企業から転職してきたCさんは同僚たちから仲間に入れてもらえず次第に孤立していった。そのうえ当時の上司からも一方的に問題児扱いされてしまい、職場での立場はさらに悪くなってしまった。

この頃からCさんは一人でふさぎ込むことが増え、夕方帰宅してからは長時間酒を飲むようになった。もともとお酒は好きな方だったが次第に飲酒量が増え、毎日焼酎を三〜五合も飲むようになった。徐々に体調を崩し吐血するようなこともあり、心配した妻に連れられて受診したこともあった。しかし病院では身体的な治療を行っただけで、その後Cさんの酒量はさらに増えていった。

Cさんは上司から問題児として扱われたことを思い出すと、悔しくて涙がこぼれた。こうなってしまったのは、地元に帰るという決断が間違っていたからではないかと自分を責めるようになった。Cさんの頭のなかではこうしたことが常にグルグルと回り続け、それを忘れるために酒を飲むという悪循環に陥っていった。

Cさんはほとんど一日中酒を飲み続けるような状態になり、出勤することができなくなった。そしてついに妻と現在の上司の勧めで精神科を受診することになった。しぶしぶ受診に応じたCさんだったが担当医からアルコール依存症であると告げられると、強く反発し「酒などいつでもやめられる、自分はアル中などではない」といった。担当医は一通りアルコール依存症とその治療法について説明した後、大切なのはCさん自身が病気であることを受け入れ、治療に向きあうことであると伝えた。

その後しばらく通院を拒んでいたCさんだったが、ある日泥酔して隣家に上がり込む騒ぎを起こしたことがきっかけで、改めて受診することになった。担当医の診察の後、臨床心理士のカウンセリングを受けた。そこでCさんは、このままでは大変なことになってしまうと気づいたのだと話した。Cさんには年頃の娘がいるが、今回のことで娘が涙を流し、Cさんに立ち直ってほしいと訴えたのだという。Cさんはその後三カ月間入院してアルコール依存症の治療に向きあうことになった。

②Ｃさんの治療

入院したＣさんはまず担当医や臨床心理士からアルコール依存症とその治療法について詳しい説明を受けた。Ｃさんは家族に心配をかけたことで強く反省し、心の底から生まれ変わろうと決意していた。しかし一方でＣさんは、酒をやめることはそれほど難しくはないと考えていた。

そんなＣさんの考えを変えたのは、入院中から参加していた断酒会での体験だった。その断酒会は病院が主催しているもので、定期的にアルコール依存症の患者が集まり、自由に話し合うというものだった。参加者は皆アルコール依存症と診断された患者で、断酒の意志をもつ人々であった。初めて参加したＣさんが自己紹介のあと断酒の決意を述べると、年配の患者が話し始めた。

「アルコール依存症はお酒をコントロールできなくなる恐ろしい病気だ。しかし酒さえ飲まなければ何の問題もなく、元気に毎日を過ごせる。治療はただ一つ、断酒することだ。節酒ではなく断酒しかない。それもずっと生涯続けなければならない。しかしそれが本当に難しい。はじめは皆、意志が強ければ断酒できると考える。自分もそうだったがやはりダメだった。一週間だけなら、一カ月だけなら頑張れば止められる。しかし永遠に続けていくのはとても難しい。飲酒は合法で、酒はどこでも手に入れることができる。職場には宴会があり、近所や親戚の付き合いもある。酒を飲むための言い訳はそこら中にあるのだから。これまで五年間頑張ってきたけれど、それでも時々スリップ（再飲酒）してしまうことがある」そしてその患者は最後にこういった。「この断酒会に参加する患者のなかでも多くの人がスリップを繰り返している。来なくなった人やなかには亡くなってしまった人もいる」。

③回復の過程

Cさんはその話を聞いて、真面目で実直そうなその患者が五年間も治療を受けても完全に断酒できないことに驚いた。そして気持ちを引き締めて断酒に向きあおうと思ったのだった。Cさんは退院後も定期的に通院し、断酒会にも参加し続けた。そして何度かスリップしながらも諦めずに断酒を再開してきた。

担当の臨床心理士は、スリップして落ち込むCさんに語りかけた。「Cさんが挑んでいる断酒とは、本当に難しい問題です。アルコール依存症と診断される状態になると、心と身体の両面でアルコールに対する依存が形成されるので、その欲求はとてつもなく強い。頑張って五年、十年と断酒を続けても一度酒を飲んでしまうと、一気にコントロールを失ってしまうのです。アルコール依存症の患者さんは、お酒の上の問題や事故を起こしたことがきっかけで病気を受け入れ、治療に向き合うことが多く、立ち直るために強い意志で断酒を決意します。まさに気合で断酒を成功させようとするのです。はじめのうちはCさんもそうでしたね」。

Cさんはスリップするたびに自分の意志の弱さを嘆いて反省し、今度こそと気合を入れて断酒に挑んできたのだった。そんなCさんに臨床心理士は「少し力が入りすぎているのかもしれない、断酒はとても難しいことなので、時々スリップしてしまうのはやむえないことなのです。そのことで少なくともCさんが自分を責めたり、自分は弱い人間だと思う必要はないと思います」と伝えた。

断酒を継続するためにはもちろん強い意志が必要である。しかしそれは同時にきわめて難しい問題であり、断酒の失敗は意志の弱さを表すものではない。先にも述べたように、自分はアルコールの前では無力な存在であることを受け入れ、担当医や臨床心理士、家族や友人など周囲の人の力を借りて断酒を続けていく必要がある。断酒は生涯続く長丁場の取り組みなので、一喜一憂せず静かに粘り強く続けていくことが重要である。仮にスリップしたとしてもそれまでの成果が消えるわけではない。そこからまた改めて断酒を再開すればよいのである。

その後のCさんはスリップすることなく断酒を継続しており、職場にも復帰することができた。最近のカウンセリングのなかでCさんは、断酒が継続している理由について、「もしスリップしてもまたそこから始めればいいということを学び、少し力が抜けたからだと思う」と語っている。

そしてCさんは「もちろん今でもまた飲んでしまうかもしれないという不安はある。しかしあまり硬くなりすぎると、かえって良くないと思う。それと以前の自分は職場のことを考えるたびに嫌な気持ちになり、そこから逃げるために酒ばかり飲んでいた。あの頃は悩みを抱えて苦しんでいることを情けなく思い、誰にも相談できなかった。しかし受診してカウンセリングを受け、断酒会にも参加したことで、相談したり悩みを打ち明けることは決して恥ずかしいことではないと思うようになった。最近は妻や娘にも気軽に愚痴をこぼすようになり、自宅ではとても楽に暮らせるようになった。そしてさらに職場でも最近はCさんに声をかけてくれる人が出てきて、少しずつ居心地が良くなってきたのだ」といった。

3　アルコール依存症に見る本当の強さとは

先にも述べたようにアルコール依存症の患者は、意志が弱い人であると思われることが多い。断酒を継続するには強い意志による決意が必要なのは間違いない。しかしながら意志が強ければ全てがうまくいくとは限らないのも事実である。むしろCさんのように酒の力には太刀打ちできないことを知り、肩の力を抜き周囲の力を借りることで、初めて光が見えてくることは多い。筆者はここにも心の強さを考えるうえで、大切な視点が隠されているように思えるのだ。

Cさんをはじめアルコール依存症の患者の多くは、酒による何らかの問題を起こし、取り返しのつかない状況に追い込まれたことがきっかけで精神科受診につながることが多い。これを底打ち体験というが、そのため多くの患者は今度こそ断酒して立ち直らなければならないと強く決意する。時には「今度飲酒したらもう終わり」と背水の陣で断酒に臨むことも多い。しかしこうした姿勢は往々にしてゆとりを奪い、視野を狭めてストレスを生み出す。そしてそのストレスが新たな飲酒欲求を引き起こし、スリップにつながるという悪循環が生まれる。

断酒は生涯続く長丁場の取り組みなので全力で走り抜けることはできない。たとえスリップして立ち止まっても、あわてず息を整え、再び走り出せばよい。断酒を駆け足にたとえれば、短距離走の連続ではなく、ゆっくりと余裕をもって長距離を走っていくことに似ている。短距離走的な瞬発力を強さととらえるのか、長距離走的な持続力を強さと考えるのか、それによって求めるものは異なってくるのだと思われる。

Ⅳ　自殺の事例

1　自殺とは

最後のテーマは自殺についてである。世の中に物があふれ、科学技術の進歩とともに私たちの生活は豊かで便利になった。子どもの頃こんなものがあればいいのにと夢見たものが次々と現実のものとなった。同様に医学も進歩し人間の寿命も伸び続け、今や日本人の平均寿命は女性が八七・二六歳、男性が八一・〇九歳に達し一〇〇歳まで生きることがそれほど珍しくない時代になった。

しかしながらこうしたなかでもわが国では、毎年二万人を超える人が自ら命を絶っており、一時期に比べて減少傾向にあるものの今なお大きな社会問題となっている。自殺とは一体何か、なぜこれほど多くの人がこの豊かな時代に自ら命を絶つのだろうか。多くの人にとって自殺とは理解しがたい難しい問題である。死ぬ勇気があればなんでもできただろう、どうしてそれくらいのことで死ぬ必要があったのか、周りに相談できる人はいなかったのか、自殺に対するさまざまな思いがある。

それは考えてもわからないことばかりである。身近な人を自殺で亡くした人は、長い時間こうした疑問をもち、自問自答を続ける。その過程で自殺は苦しみから逃げる卑怯な行為だという思いを抱くこともある。大切な人を失った悲しみと大切な人への失望に、残された人はさらに苦しむことになる。

自殺は精神的に弱い人が行うことである、という考えをもつ人も多い。それは本当なのだろうか。筆者はこれまで精神科と心理臨床の現場で長年勤務してきた。この間多くの患者やクライエントと出会い、カウンセリングなどの支援を行ってきた。希死念慮をもつ多くのクライエントを支え自殺を防ぎ、回復と社会復帰を支援してきた。そして残念ながら担当するクライエントの自殺を体験したこともある。筆者はこうした経験から学んだものを、自らの活動に還元し、自殺予防を推し進めてきた。

そんな筆者が改めて思うのは、自殺は弱い人が行うことではないということである。それはどういうことか、ここではまず自殺という不可解でわかりにくい現象のメカニズムについてわかりやすく説明することから始めよう。

自殺の定義は数多くあり、まずデュルケム Durkheim（一八九七）は「当の受難者自身によってなされた積極的あるいは消極的行為から直接的あるいは間接的に生ずる一切の死」としている。次にシュナイドマン

Shneidman（一九七五）は「人間が引き起こした、そして自ら意図した生命を終わらせる行為であり、意識的かつ無意識的な多くの動機を含む」ものであると定義しており、自らの意図と結果予測性がその焦点となっていることがわかる。

命を大切にしなければならない、苦難から逃げずに立ち向かわなければならないなどの価値観は多くの場合正しいといえる。しかし自殺は本人の意思決定の結果であるという理解が、これらの価値観を激しく刺激して自殺を悪とみなす結果を生み出している。

しかしながらＷＨＯ（世界保健機関、二〇〇一）によると、実際に自殺に至った多くの人々が生前になんらかの精神疾患に罹患しており、自殺は病的な心理状態のなかで行われた行為であることがわかる。筆者自身も自殺を「うつ状態などの病的な心理状態によって歪められた意思決定の結果であり、本人の正常な判断によるものではない」と定義しており、これまでの臨床経験で何度も思い知らされてきた。

多くの人はうつ病の症状を気分が落ち込んだり、憂鬱な気分になったりするものととらえている。しかしうつ病が重篤な場合、気分は絶望的に落ち込み、具体的な問題などなくても不安が高まり、症状としての希死念慮が現れる。そのようなクライエントの話を聞いていると、客観的に見てそれくらいのことならまったく心配する必要がない状況にもかかわらず、絶望的になっていることがわかる。

自殺する人は、多くの場合うつ病などの精神疾患による異常な心理状態にあるといえる。全ての自殺がうつ病によるというわけではないが、あまりにも強い悲しみや衝撃的な体験による混乱など、いずれにしても異常な心理状態のなかで行われた行為であるといえる。要するに自殺とは、人が冷静な状態で下した意思決定ではなく、異常な心理状態のなかで追い詰められ強制された結果であると考えられる。

このように理解すると自殺が苦悩から逃げる卑怯な行為ではないということがわかる。それでも次に、自殺に至る病的な心理状態になる人は精神的に弱いのではないかという疑問が残る。しかしここでも多くの臨床経験を通していえるのは、うつ病などの精神疾患になる人が必ずしも精神的に弱いわけではないということである。それどころかこうした人のなかにはむしろ強さ故に不調に陥ってしまう人が多い。たとえば筆者がこれまで数多く行ってきた自殺のポストベンションにおいて、故人が生前、周囲から心身共に強い人であると思われていたケースは多い。なお自殺のポストベンションとは、組織や地域で自殺が発生した時の事後介入であり、身近な人を失い遺された人々に対するケアを行う活動のことである。細部は『自殺のポストベンション』（高橋祥友・福間詳編、二〇〇四、医学書院）を参考にされたい。

仕事やスポーツ、勉強など、何事においても目標に向かって努力することは大切だが、それがあまりに行きすぎると負担になることもある。限界を超えて頑張りすぎると時には調子を崩してしまうこともある。

一般には苦しいときに歯を食いしばり、頑張って問題を乗り越えていく姿勢が強さであると考えられている。私たちは子どもの頃からそのように教えられてきたし、実際に勉強やスポーツ、そして仕事のうえでも、目標を達成するためにはほとんどの場合、ある程度の苦労や苦痛を乗り越える必要がある。言い換えればそうした苦痛があるからこそやり遂げた時の達成感が大きいのだともいえる。

しかしながら私たちは生身の人間なので当然だが限界がある。走り続ければ疲れるし、無理を重ねれば怪我をすることもある。しかし体の疲労や怪我の場合と違い、精神的な疲労は本人にも自覚されにくい特徴がある。さらにそれはストレスや課題に対する弱さであると受け止められやすく、本来必要な休養が適切に取られにくいという現状がある。

２　Ｄさんの事例

①背景

たとえば四五歳で自ら命を絶ったＤさんの例を見てみよう。Ｄさんは中規模の製造業に努める会社員で、長年人事畑を歩んできた。三〇代で結婚した妻との間には、中学生と小学生の二人の娘がいて、幸せな生活を送っていた。Ｄさんは仕事に関してはとても真面目な人で、細かいところまで決して手を抜くことなく入社して以来堅実に職務をこなしてきた。家庭においても穏やかで優しく、良き夫であり父親であった。しかし四〇代になり管理職に昇進した頃から多忙と重責のため、次第にＤさんの表情から笑顔が消えていった。

四三歳の頃、Ｄさんの会社は業績が悪化し、ライバル会社に吸収合併されることになった。厳しい経営環境のなかで、Ｄさんは社員のリストラを担当することになった。毎日遅くまで残業が続き、Ｄさんは疲労の色を濃くしていった。特にリストラの対象者との面接では、厳しい言葉をぶつけられることも多く、神経をすり減らすような毎日が続いた。

Ｄさんは小さな頃から弱音を吐くことのない子どもだった。両親は共働きで忙しく、Ｄさんを厳しくしつけて育て上げた。どんなに辛いことがあっても男の子は決して泣いてはいけない、石にかじりついてでも頑張りなさいと育てられた。Ｄさんは大人になってからも、どんなに忙しくても愚痴一つこぼすことなく自らの責任を果たしてきた。これまでにもいろいろと大変なことはあったが、そのつど人一倍努力して乗り越えてきた。特に家庭には職場の苦労をもち込みたくなかったので、家族には一切仕事の話はしなかった。

Ｄさんはその頃毎日疲れ果てて深夜に帰宅するようになっていた。妻が準備してくれた夕食を食べる元気もなくベッドに倒れ込むような毎日だった。しかしＤさんはこれほど疲れ果てているのに、最近眠りが浅くなっていることに気づいていた。眠ってもすぐに目がさめたり嫌な夢を見ることが増えた。特に朝早く目がさめることがあり、朦朧とした状態で出勤することが増えた。

そのような日々が続き、結局Dさんはある日の早朝自宅のガレージで首を吊って亡くなっているところを妻に発見された。自殺は全てが独自性を有しており、一〇〇件の自殺は全て異なり一つとして同じケースなどない。したがってここで紹介したDさんのケースが、多くの自殺を代表するものであるとはいえないが、自殺や自殺未遂に至るケースには、共通点が見られることが知られている。

②自殺の原因

Dさんの場合はもともと真面目で我慢強い性格であり、ストレスを溜め込みやすかった。会社での昇進と吸収合併による労働環境の激変は、Dさんにとって大きなストレスとなった。家庭は心休まる場所であったが、家族に心配や迷惑をかけたくないDさんは、いっさい愚痴や苦悩を口にすることはなかった。事例のなかで紹介したように、Dさんは徐々に不眠に悩まされるようになり、極度の疲労にもかかわらず休養を取れなくなっていった。Dさんが精神科受診をすることはなかったが、おそらく重篤なうつ病を発症していたと考えられる。

すでに述べたようにうつ病は、単なる不安や気分の落ち込みではなく、精神障害であり、精神、身体そして行動面などにさまざまな症状や変化が現れる。実際に重篤なうつ病の患者と接していると、その苦しみは健康な人には到底理解できないものであることがわかる。Dさんもそのような病的な心理状態のなかで正常な思考や判断ができない状態に陥り、結果として自殺に追い込まれてしまったものと思われる。

ここで再び問いかけてみよう。Dさんは精神的に弱かったのだろうか。Dさんを含む多くの自殺が、うつ病のような精神疾患や急性ストレスによる極度の混乱など、異常な心理状態のなかで発生している。このことから自殺は本人が自らの意思で人生の苦悩から逃げた行為であるとはいえないことがわかる。またDさんのように真面目で我慢強く困難から逃げない人、また完璧主義で物事に妥協しない人はストレスを溜め込みやすく、うつ病のような不調になりやすい。

筆者は決して自殺する人が精神的に強いということを言いたいわけではない。本書で自殺の事例を取り上げたのは、強さを理解するうえで、自殺について考えることが役立つと考えたからである。

繰り返し述べているように自殺は、精神疾患を始めとする異常な心理状態が準備状態を形成し、その結果として発生する現象である。人は健康で冷静な心理状態では、困難な問題に直面してもさまざまな援助資源を活用して乗り越えることができる。しかし自殺の準備状態では、冷静な判断、論理的思考ができなくなる。物事を悲観的にとらえ、自責的あるいは自虐的に受け止めがちである。たとえば周囲の人が良かれと思って手助けしたことが、本人にとっては自分の能力のなさを突きつけられるような体験として受け止められることがある。このような準備状態に陥ってしまうと、本人だけの力で抜け出すことは困難である。休養をとる、他者の力を借りるなどの冷静な判断ができないばかりか、そのことに対して自責的、自虐的になってしまうのである。

このような心理状態に陥ってしまうと、本人の力だけでそこを抜け出すことは難しく、自殺発生のリスクは一挙に高くなってしまう。自殺を水際で食い止めるためには、この準備状態に本人か周囲の人が気づき、早期に専門機関につなぐことが重要である。自殺は心の弱い人が行うことであるという誤解は、自殺が本人のコントロール可能な状態で行われたという理解に基づいている。しかしながら実際はそうではないことはすでに繰り返し述べたとおりである。

3　自殺予防に見る本当の強さとは

自殺を本人の力で食い止めるためには、コントロール不能な心理状態に陥る前に自ら踏みとどまることが必要である。ここに心の強さを議論するポイントがあると考えている。第1章でも述べたように、私たちは目の前の課題に向き合うとき、限界を超えて頑張りすぎる傾向がある。度を超えた努力は疲労を呼び、成果ではなく悪循環を招く。私たちは常に自分自身の心身の状態を観察し限界を超えないように、そして悪循環の領域に踏み込まないように注意しなければならない。

私たちは目の前の課題に没頭すると冷静に自分を振り返ることができなくなってしまう。そして限界まで挑む人の姿は確かに輝いて見える。しかしそうした人々、なかでも成功者といわれる人は常に自分を冷静に観察し、適切なメンテナンスを行っているものである。それは一流のアスリートが万全のメンテナンスで長期間活躍する姿と共通している。

心の強さを求めるならば、私たちはただやみくもに限界を超えて頑張り続けるのではなく、時に臆病になり、ブレーキを踏むことも大切なのではないだろうか。怪我を恐れること、不調を恐れること、それは生物としての人間が身を守るための本能であるといえる。この生来の安全装置を信じ、危険に対し臆病になり、自覚的にブレーキを踏むことが、本当の意味での強さにつながると思われる。

本質を見ること

何世紀もの昔から戦場では身体に目立った負傷が見られないのに、さまざまな症状が現れて戦えなくなる兵士が大量に発生し、軍隊における大きな問題となってきました。これは戦争神経症という現象ですが、現在では戦場という異常な環境における強烈なストレスによって現れるストレス反応であると考えられています。

この問題の難しさは戦場におけるストレス反応は部隊内で集団的に発生する可能性があることにあります。各国の軍隊は、危険な環境下でもその任務を達成できるように、厳しい訓練を繰り返し、兵士を鍛え部隊の団結を固めています。しかしながらここに一つの盲点が隠されています。本文第3章でも触れましたが、リヴァーズは軍隊では強くなるために行う厳しい訓練が、皮肉にも集団としての被暗示性を高め、戦争神経症の発症を促進すると指摘しました。

ある目的のために行う取り組みが、思いもよらない副作用を招いてしまうことはよくあります。たとえば地域における自殺予防の取り組みでも、住民同士の絆を強化するように訴えられます。しかし岡檀は『生き心地の良い町』(二〇一三、講談社)で自殺予防因子の一つとして、「ゆるやかにつながる」ことを挙げています。そこでは単に絆の強さが大切なのではなく、その質が大切なのだということがわかります。

このようにメンタルヘルスの問題は、複数の要因が絡み合っていることが多く、原因と結果の関係は単純ではありません。私たちは表面的な理解にとどまらず、その本質を理解する努力を続ける必要があるでしょう。

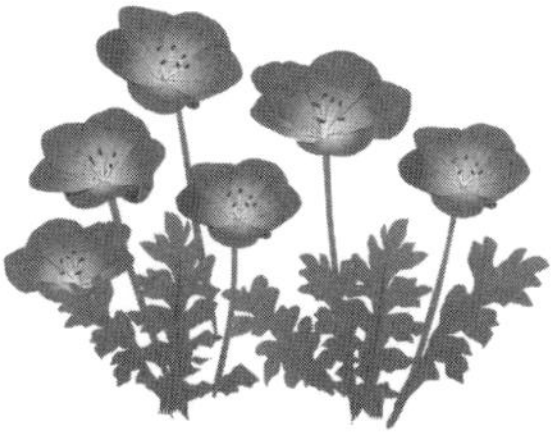

第４章　心の強さとは

Ⅰ　事例検討から見えるもの

心の強さということに関連して、近年注目されているのがポジティブ心理学である。セリグマン Seligman（二〇一一）によるとポジティブ心理学とは、心の働きのポジティブな側面に目を向けることを重視する心理学であり、人々の持続的幸福度を増大することを目的とする。すなわち何が人間を本当に幸せにするかを追求する心理学であるといえる。ところでポジティブ心理学は、従来の心理学は心の弱い部分にのみ向けられ、ポジティブな部分を扱っていないと主張する。しかしながら筆者は、病院における精神科臨床及び組織におけるメンタルヘルスに関する活動を行うことによって、それとは異なる視点をもつようになった。なぜならば筆者がこれまでに関わってきた多くのクライエントは、単に傷つきあるいは病気にかかった弱い人々ではなかったからである。

確かに彼らはさまざまな問題を抱え、病気にかかり、傷つき弱った人々である。しかし彼らの多くは、周囲の支援と適切な環境調整をきっかけに、それぞれの問題をさまざまな方法で乗り越え、前へ進んでいった。

決して彼らが全て問題を完全に解決したわけではなく、彼らの病気が完治したわけでもない。にもかかわらず彼らはそれぞれの方法で見事に乗り越えたのである。

第3章ではそのなかから四つの事例を紹介した。たとえばA、B、Cの三名はいずれも問題が完全に解決したわけではない。まずAさんは職場復帰を果たした後も、肩の力を抜いて働くことや、苦しい時は無理せずに休むことを自分に言い聞かせながら生きていくだろう。次にBさんは、自分の限界に直面するたびに自信を失いながらも、それは恥ずべきことではないことを思い出し、今ここで今の自分にできることを積み重ねていくだろう。そしてCさんは断酒という困難な問題をこれからもずっと背負っていかなければならない。

すでに述べたように通常強さとは、立ちはだかる困難を正面から受け止め、解決して乗り越えていくイメージで理解される。しかしながらこれら三つの事例はそのどれもが、それとは異なる方法で問題を乗り越えた人々である。ここで彼らが教えてくれるのは、人生を生きていくうえで私たちは、自分一人の力では乗り越えられないような困難な問題に直面することがあるということである。そのような巨大な問題に直面したとき、私たちは多くの場合失敗して傷つき、自信を失うことになる。そしてその理由を自分の弱さであると考え、そのような自分の弱さを恥じるようになる。

しかしここで注意したいのは紹介した事例の四名は、決して精神的に弱いといわれるような人たちばかりではないということである。実際に私たちの周囲を見渡してみても、少々のことではへこたれないと思われているような人が、メンタル不調に陥った例がいくつも見つかるはずである。ストレス耐性の強弱に個人差はあっても、生身の人間である以上誰にでも限界はある。自分には関係のない問題だと思わないことが重要なのだ。

メンタル不調に陥った人の多くは、元々の病気やストレスの原因以上に、こうした思考の悪循環によりさらに大きな苦しみを背負っていることがわかる。自分一人のあるいは人間の力では到底乗り越えられないような問題に直面したとき、私たちはまず現実をありのままに見つめ、受け止めなければならない。それは自分の限界を知り、受け入れることでもある。そうすることによって初めて、私たちは周囲の力を借り、必要な休養を取るなどの適切な対応を行うことができる。

自分の弱さを恥じ、自責の悪循環に陥るよりも、このようにして自分の限界を知ったうえで、自分にできる今ここの努力を重ねていくことが、本当の意味での強さにつながるのだといえる。

なお第3章で紹介したDさんの事例は、残念ながら自殺に至ってしまった事例である。筆者はこれまでに数十件を超える自殺のポストベンションを行ってきた。自殺はその全てが独自性を有しており、一つとして同じケースなど存在しない。しかしながらその多くがDさんの事例のように、限界を超えた頑張りにより悪循環に陥った結果、自殺へと追い込まれていった。自殺とはうつ病などの病的な心理状態によって歪められた意思決定の結果起きる現象であり、本人の冷静な判断によるものではない。私たちは既遂者本人から直接話を聞くことはできない。だからこそ筆者はポストベンション活動を通して、遺された周囲の人々のケアを行うとともに、自殺に追い込まれた人々の生き証人として自殺に至るまでの過程を振り返り、そこから大切な教訓を得ることが重要であると考えている。

昨今のポジティブ心理学ブームのなかで、その表面的な理解はともすればメンタル不調者に対する対応を軽視し、そこに割くエネルギーを無駄なものと考える傾向がある。本書ではメンタル不調は一部の人々に特有の問題ではなく、全ての人々に共通する心の問題であるととらえる。要するにメンタル不調の傷ついた心も、ポジティブ心理学が目指す強い心も異質の存在ではなく、同じ心なのだということである。心を強くするためには心の構造を知らなければならず、心の傷つき方についても知っておく必要がある。そして傷ついた心が回復し、立ち直っていく過程は心が強くなる過程と基本的には同じベクトルをもっているのである。

第3章で四つの事例を紹介したが、そこで共通しているのは生身の人間としての限界であった。それは酒や惨事という強大なストレスの前では無力であることを知り、受け入れるということであった。メンタル不調になる人は、心が弱いわけではないがどこかに脆さを感じさせることがある。限界を越えてぶつかり続けることで傷を広げてしまうような不器用さを感じることが多いのである。そのような彼らが回復し強くなっていく過程は、しなやかさやしたたかさを身につけていく過程であるように思う。

筆者はこれら四つの事例をまとめ、通常とは逆の立場から強さについて考えてみた。まず強さとは圧倒的な力や何事にもくじけない鋼のような硬さをいうのではなく、時には一歩引き、正面からぶつかることを避けるなど、しなやかでしたたかな態度を併せもつ概念であることがわかる。さらに紹介した各事例は、カウンセラーや医師などの専門家のほか、家族や職場の上司、同僚など多くの人々に支えられることによって問題を乗り越えていった。このことから強さとは、私たち一人ひとりの内側だけにあるのではなく、私たちを取り巻く外側の環境にも依存するということがわかってきた。

このように私たちが求める心の強さとは、単に一人ひとりの問題として存在するわけではない。ましてそれはストレスに対する我慢強さなどのような、単一の要因によって決められるものではない。私たちが求める心の強さとは、思いのほか複雑で、つかみどころのない概念であることがわかる。そして私たちが強さを求めるとき、大切なのは求める強さをどのように定義するかということである。ここまで述べてきたように、それはつかみどころのない概念であり、求める者によって異なるのだ。

Ⅱ　心の強さを定義する

まずここで筆者の求める心の強さの概念を明確にしておくことにする。筆者はルポアLeporeとレビンソンRevenson（二〇一四）を参考に、強さを樹木のたとえを用いて説明することが多い。まず筆者が求める強さの中核をなすものは、嵐のなかでも微動だにしない太い幹のような強さである。どのような強風が吹きつけようとも一ミリたりとも動かない抵抗力は、強さを構成する確かな要素の一つである。しかしながらどれほど太い幹でも限界を超える嵐に遭遇することもある。

そこで次に必要なのは強風に逆らわずに柔らかく受け流す、柳や竹のようなしなやかさである。強風をまともに受け止めず上手に受け流し、風がおさまれば元の姿に戻るしなやかな回復力はこれもまた強さを構成する重要な要素である。

さらに植物はあらゆる環境に適応して生育している。たとえばハイマツのような高山植物は、厳しい風雪にさらされながらも岩肌に這うように成長する。厳しい環境のなかで時間をかけて、自らを変化させて生き延びるしたたかな適応力も強さを構成する要素であるといえる。

このように筆者が求める心の強さとは、単純な強さではなくストレスを受け流すしなやかさや環境の変化に適応していくようなしたたかさを兼ね備えた強靭さであるといえる。ところで筆者が心の強さを説明するために、樹木のたとえを使うのにはあと一つ理由がある。それは強い木は豊かな森に育つことによる。木は森を構成することによって、土壌に水と養分を蓄えることができる。また森は嵐のときも木が倒れないように、強風から身を守る役割を果たしてくれる。

このように考えると、乾燥や強風などのストレスに対する強さを個々の樹木だけの問題としてとらえてはならないことがわかる。一本だけでは耐えられない厳しい環境も、密生し森を構成することによって乗り越えることができる。強さとはこのように、個の力を超えた概念であると考える必要がある。これらのことから筆者が求める心の強さとは、「個人の要因として存在するのではなく、周囲の環境との相互作用を含めた総合的かつ複数の要素で構成される概念として存在する。そしてそれはストレスを跳ね返す強さだけではなく、受け流すしなやかさと受け入れるしたたかさを併せもつ強靭さ」ということになる。以上が現時点での心の強さに対する筆者としての定義である。すでに述べたように強さとはつかみどころのない概念である。したがって心の強さを求める者は、まず自分が求めている強さを明確に定義する必要がある。明確な定義もないままにやみくもに強さを求めようとする行為は、混乱を招くだけでなく時に逆効果を生むことがある。それは個人だけでなく組織にとっても同様に当てはまる。さまざまな目的をもって活動する組織は、その環境に応じた強さを求められる。自らの役割を果たすために必要な強さとはどのような強さなのか、明確に定義することが具体的な対策を立てるために何よりも重要なのである。ここでは、その一例として米軍を取り上げて説明することにする。

Ⅲ　レジリエンス

１　米軍におけるレジリエンス

米軍の将兵は、世界各地における派遣任務に関わるストレス、及びその他の任務に関連した多様なストレスにさらされている。その結果、うつ病やＰＴＳＤなどの精神障害、アルコールや薬物の乱用、家族の機能不全や自殺など、さまざまな問題が発生している。これらの問題を予防するため、米軍はレジリエンス研究を最重要課題の一つとして位置づけている。

米軍は、災害だけでなく多くの実戦を経験している組織であり、即応性の維持はきわめて重要な問題として位置づけられている。米軍のマレン統合参謀本部議長の言葉を引用すると、「変わり続ける環境に絶え間なく気づいていることや、避けられない変化に対して常に柔軟に適応し続けること」が重要であるという。これは簡単にいうと、戦場では戦場の環境に適応し、帰還後は平和な社会に適応して次に備える必要があるということであり、環境の変化にいかに早く適応できるかが任務達成に大きく影響するということである。

このように米軍では、環境変化に迅速に適応する能力、すなわち即応性こそが組織として求める強さの中核にあることがわかる。そして即応性とは単に早く戦場に移動することではなく、戦場の過酷な環境下でも速やかに適応し実力を発揮できることを意味している。さらに戦場から自国の安全な環境に帰還した際には、速やかに環境の変化に適応し家庭生活を含めた穏やかな日常を送ることが重要である。米軍は現在も世界各地に展開しているため、多くの部隊は長期間の海外派遣を何度も繰り返している。一回の派遣で限界まで消耗するのではなく、繰り返される任務に安定してその実力を発揮し続けることが求められているのである。

長尾ら（二〇一六）によると米軍では、環境変化に適応する能力を向上するために、「医学的（歯科を含む）要因」「栄養上の要因」「環境の要因」「身体的要因」「社会的要因」「スピリチュアルな要因」「行動上の要因」「心理的要因」の八領域の要因を最適化することが重要であるとしている。また米軍においては、変化に適応する能力は、レジリエンスとも近接する概念と考えられており、これら八領域にわたる要因を最適化することで、結果的にレジリエンスを向上させることができると考えられている。

レジリエンスとは本来物理学の用語であり、反発力や回復力などの意味をもつ。近年では心理学の領域でも用いられ、心の強さについて考えるうえで参考にすることができる。なお本書では第5章で内野がレジリエンスについて詳しく説明している。

米軍におけるレジリエンスは要約すると、「ストレスに直面しても、耐え、回復し、成長する能力」であり、変化し高められるものと定義されている。軍隊とは集団で任務を遂行する組織なので、米軍におけるレジリエンスの定義にはもとより組織としての強さという性格が含まれている。また米陸軍では、CSF後にCSF2（Comprehensive Soldier and Family Fitness：統合的兵士健康度プログラム）が開発、運用されている。CSF2は心理的健康度テスト、オンラインの自己改善プログラム及びレジリエンストレーニングから構成されており、身体、感情、社会、スピリチュアル、家族の五つの次元で、兵士のレジリエンスを向上させようとするものである。

ここで重要なのは、有事でも平時でも、兵士が置かれた環境にいかに適応し、本来の力を安定して発揮できるかということである。そのために最適化が必要とされる八領域の要因は、軍隊以外の組織や個人が向き合う一般的なストレス環境においても、十分参考にすることができると考えられる。

2　レジリエンスを高めるには

そこで筆者が考える変化に適応し、レジリエンスを高めるための六項目について説明する。これはあくまでも私見であるが、筆者自身が阪神・淡路大震災、東日本大震災の災害派遣、さらにはイラクやハイチの復興支援の現場での体験と米軍などから得た知見を組み合わせて独自に考案したものである。ここでは主に組織とそこで働く個人を対象としている。

①身体的健康の維持・増進

身体面の健康度はレジリエンスに大きな影響を及ぼす。心と体は表裏一体の関係にあり、いずれか一方だけを切り離して考えることはできない。本書においてもこれまで、「心の強さ」という表現を使ってきたが、その意味においては不適切な表現であるといえるかもしれない。平素から適切な健康管理を行い、各種傷病はできるだけ早期に治療する。また適切な栄養管理と適度な運動により体力を向上させ、身体的健康を維持・増進することが心と体の総合的な強さの基盤となるのである。

②生活習慣の改善

生活習慣の改善は前項と密接な関係がある。適切な休養、特に睡眠の確保は心身の健康にとって重要である。これは一流のアスリートの生活を思い浮かべるとわかりやすい。選手として長期間安定して最高のパフォーマンスを発揮するためには、質の高い生活習慣を作り上げる必要がある。また飲酒及び喫煙についても適量を保ち、依存に陥らないよう注意しなければならない。また心から楽しめる趣味をもち、効果的なリラクセーションスキルを身につけて積極的にストレス対処を行い、全体としての生活習慣の改善を図る。

③良好な人間関係の構築

レジリエンスを個で完結するものとしてとらえるのではなく、他者との関係性において理解し、組織においては職員相互の支援を重視する。各種ストレス対処においては、周囲からの支援や情報提供がきわめて重要である。そのため普段から、組織内に良好な人間関係を構築しておく必要がある。しかしながら少子高齢化に代表されるように社会構造が激変した現代では、人間関係の質自体が大きく変化しようとしている。高度に情報化された社会で育った若者は、ＳＮＳなどの便利なツールを使いこなす一方で、リアルな人間関係を結ぶ機会が減少しているように思われる。このような世代が社会の中心となるこれからの時代に、どのようにして組織内のコミュニケーションを活性化し、良好な人間関係を構築していくかは今後ますます重要な問題になるであろう。

そして家庭内の人間関係も重要である。いうまでもなく家庭は社会の最小単位であり、人がその家族と生活を共有する場である。その生活基盤の安定は強さを生み出す重要な要因となる。平素から家庭内のコミュニケーションを積極的に保ち、良好な家庭環境を構築する必要がある。

④スピリチュアルな要因

米軍の場合、信仰が本項目の中心に位置づけられている。米軍をはじめとする各国の軍隊ではチャプレン（chaplain：従軍牧師、従軍司祭など）と呼ばれる人々が活動している。彼らは軍人であるとともにさまざまな宗教の聖職者であり、過酷な環境で活動する軍隊の精神的支柱としての役割を果たしている。石川（二〇〇五）によると、米陸軍におけるチャプレンは常に兵士に付き添って、彼らの宗教的サポートをするという「そこにいる哲学」（be there philosophy）を大切にしている。また彼らは聖職者でありながら特別な訓練を受けた軍人であり、合衆国建国以来世界中で行われた数々の戦争に従軍している。

しかしながら信仰や宗教だけがスピリチュアルな要因というわけではない。大切なのは自分よりも大きな存在に守られている感覚であり、心の拠り所にすることができればそこに明確な形などなくてもよいのである。たとえば信念や重要な価値観などは、人が人生を送っていくうえでの拠りどころとなる。また人生の師や親などのように、生き方の手本となるような影響を与えた存在も含めることができるのではないだろうか。組織への強い帰属意識やリーダーへの信頼、職務への使命感ややりがいもまたスピリチュアルな要因として強さを支えると考えられる。

⑤教育訓練による自信の付与

自らの職務を全うすることへの自信の有無は、職務上のストレス反応に大きな影響を及ぼす。このことは第1章で紹介した、ラザルスとフォークマンの心理的ストレスモデルに当てはめるとわかりやすいだろう。目の前に現れた課題に対して、自分の力で対処可能であると判断できるかどうかが、私たちの心理状態に大きく影響するのである。筆者が勤務する自衛隊などの組織では、普段からの教育訓練や装備等の確実な準備により、任務達成に対する確固とした自信をもっておく必要がある。企業などの組織においても、職員に対する教育や技術指導等により、職務遂行に対する自信をもたせることが重要であると考えられる。

⑥ストレス対処教育

変化に適応し、レジリエンスを高めるための最後の項目は心理学的側面からの取り組みである。組織は職員に対して、ストレスに関する知識、ストレス反応への気づき及び対処スキルについて教育を実施する必要がある。ストレス対処の要領にはさまざまなものがあるが、単に簡単な技法の習得で済ませてしまわないことが大切である。たとえば呼吸法やヨガ、あるいはストレスをためない思考法など、一般にいろいろな方法が紹介されているが、こうした技法だけを練習しても効果には限界がある。まずストレスに関するある程度の知識をもつことが望ましい。そして身につけた技法が、日常生活のなかに自然に取り込まれていく必要がある。

以上、ここでは筆者が考える変化に適応し、レジリエンスを高めるための六項目について紹介した。これらはもちろん完成されたものではなく、今後さらに検討を重ねていく必要がある。

Ⅳ　第1部のまとめ

第1部「心の強さとは何か」では、まず第1章でストレスについて詳しく解説した。次いで第2章ではさまざまなストレスがあふれる現代社会が、私たちにどのような影響を及ぼすのかについて考えた。そこでは往々にしてストレスを真正面から受け止め、乗り越えることこそが強さであると受け止められることが多く、休むことやメンタル不調に陥ることは弱さの証であると考えられやすいことを述べた。

第3章では四つの事例を紹介し、分析することで強さの本質についての考察を深めた。それを受けて第4章では、第1部のまとめとして心の強さの定義を試みるとともに、それを実現するための取り組みとして考察した六項目を紹介した。

心の強さとはそれを求めるものの定義によっていかようにも変化する形のない概念である。そのため本章で述べた心の強さについての議論は、唯一の正解ではなくあくまでも一つの考え方として提案したものにすぎない。

しかしながら、陸上自衛隊というおそらく最も真剣に心の強さを求めている組織において、実践を通して練り上げてきたものにはそれなりの価値があると考えている。

第2部では四名の分担執筆者と共に、それぞれの実践を通して心の強さを手に入れるための方法について考察する。

力を抜くことの大切さ

もうずいぶん前の話ですが、職場の洗面所に新しく洗濯機を設置することになりました。蛇口から給水ホースをつなぎましたが、接続部分から水が漏れて困りました。職場の同僚たちは何度も接続部のネジを締めこんでみましたが、何度やっても継ぎ目から水が漏れてしまうのです。

皆困り果てていたのですが、一人の女性スタッフが、逆にネジを緩めてみたところ、水漏れはピタッと止まりました。これには一同目からウロコが落ちる思いでした。

私たちは水漏れを防ぐために力任せにネジを締めこんでいたのですが、その結果ゴムのパッキンが変形して水が漏れていたのです。私たちは何らかの目標を達成するために力任せに突き進もうとすることがあります。しかしこの例からもわかるように、力任せの努力は思考の幅を狭め、思いもよらない落とし穴へとつながることがあります。

前著『組織で活かすカウンセリング』（二〇一三、金剛出版）にも書きましたが、メンタル不調からの職場復帰を焦る人は、一日も早く復帰するために試し出勤などのプログラムに全力で取り組もうとします。しかしあまりに行きすぎた努力は、かえって消耗を招き、再発や症状の悪化へつながり結果的に長期化に陥りやすいのです。

メンタル不調からの職場復帰では、むしろ長期化を受け入れ肩の力を抜いたときに前進が見られるものです。本当に手に入れたいものは、少し力を抜いたときに手に入るといえるかもしれません。洗濯機の水漏れ事件は、このことを筆者に教えてくれたのです。

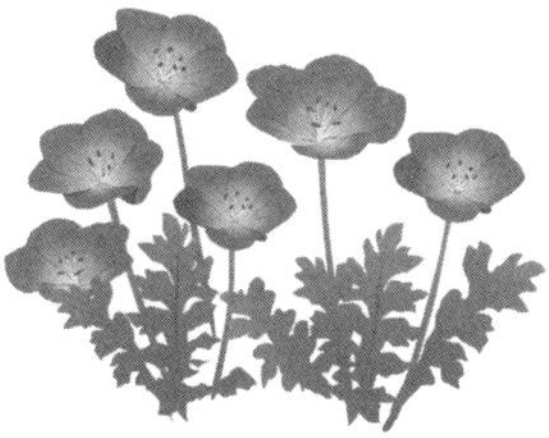

第2部　心の強さを手に入れる

第５章　救助者のレジリエンス――現象学を援用して

Ⅰ　惨事ストレス現場におけるレジリエンスについて

１　惨事ストレス

消防隊員や自衛官、警察官などは、自然災害、テロリズムや航空機事故などの人的災害が起きた際、真っ先に現場に駆けつけ救助者として活動を行う。これら「消防、警察、軍、医療保健関係者やfirst responder（初動対処要員、第一対応者）」は災害救助者と呼ばれる（重村ら、二〇〇七）。本章では、これら災害救助者を救助者と表記する。彼らはスペシャリストとして訓練を積み、心身を鍛え「その時」に備えている。しかし、どんなに訓練された救助者も、心をもつ生身の人間であることに変わりはない。

生体が外からの刺激（ストレッサー）を受けて生じたゆがみをストレスと呼ぶ。人には元来、これらストレスに対処し、環境に適応する能力が備わっている。しかし、自然災害やテロリズム、事故のような甚大なストレッサーの場合、個人のもつ対処能力を上回り身体面や感情、行動面に多くの影響を及ぼす。適切な支援がない場合、それらの反応が遷延し、うつ病やＰＴＳＤなどの疾患を発症する可能性もある。

大きな事故や自然災害が身近に起こったとき、どんな人も不安や焦燥感を生じる。しかし救助者は、その災害の渦中に向かわなくてはならない。救助者たちが駆けつける活動現場は凄惨で緊迫している。当初は何が起きたのか、何が起きているのか、救助者さえ把握できないことも多い。情報が錯綜し、混乱する状況のなかで、彼らは人の命に関わる決断と行動を迫られる。二次災害が起きる可能性もあり、自らも危険と隣り合わせでの救命救助活動となる。そのうえ、救助者は救命、救助を使命として活動を行っているため、助けられなかった際に罪責感を抱くことも多い。

また、救助者は怪我を負う人々やご遺体、破壊されたその光景を目の当たりにし、さまざまな感情を体験する。活動中はその感情にほとんど気づかない、あるいは注意を向けていない。しかし、状況や光景から感じる感情は少しずつ蓄積していることもある。直接現場で活動を行わない救助者も、間接的に被災者の悲惨な体験を聴くことにより、疲労感が強くなることや、悪夢を繰り返し見ることもある。これらは「二次受傷」や「代理受傷」、「共感性疲労」と呼ばれる。身体的にも精神的にも負担の大きい職業である。

さらに救助者は、それぞれの抱える背景を後回しにし、任務として救助活動を課せられる。東日本大震災の際、救助者のなかには自身の家族と連絡がつかないままの者、自宅が被災しながら様子を確かめる間もなく救助に向かった者もいた。出産を控えた妻、卒業や入学式を控えるわが子を置いて被災地に向かう隊員もいた。もちろん、彼らは救助や救命活動を重要と考え、優先して活動を行っていた。しかし、ふとしたときに複雑な思いを抱えたことも真実である。一方、任務である以上決められた活動を行う義務もある。声をかけられた被災者の家族捜索にすぐにでも行ってあげたいが、自分には次の避難所へ水を運ぶ任務があるなど、被災者の希望通りの行動をとれないことも多い。被災者が抱く、好転しない状況や国などの対応の遅れへの

表１　災害救助者に生じうる心身の反応（重村，2012, p.273）

心の変化	心の変化（強度）	体の変化
気分の高ぶり／イライラ／怒り／憤り／不安／無念さ／無力感／自分を責める／憂うつになる	現実感がなくなる／時間の感覚がなくなる／繰り返し思い出してしまう／感情が麻痺する／仕事が手につかなくなる／他人と関わりたくなくなる	不眠，悪夢／動悸／立ちくらみ／発汗／呼吸困難／消化器症状／音に過剰に驚く
業務への影響	**行動への影響**	**遺体関連業務特有の反応**
業務に過度に没頭する／思考力の低下／集中力の低下／作業能力の低下	酒が増える／タバコが増える／危険を顧みなくなる	気持ち悪さ／嫌悪感／遺体／遺留品に感情移入する／におい刺激への反応／吐気，嘔吐，食欲低下／遺体を連想させる食物が食べられない

怒りや苛立ちが、救助者にぶつけられる可能性もある。

このような救助者特有のストレスは、惨事ストレス（critical incident stress）と呼ばれている（重村、二〇一二）。本章では災害救助者を扱うが、消防士・警察官など、日常業務を通じて惨事ストレスを経験する場合もある。惨事ストレスの影響は、よく知られているうつ病やＰＴＳＤなどの疾患だけではない。他にも感情面や行動面の変化として現れることがある（金、二〇〇六）。不眠やイライラ感、抑うつ感が続く、タバコや飲酒の量が増える、集中力や仕事に対する情熱が低下するなどの変化に注意が必要である（表１）。もちろん、職場や組織による、きめ細かな精神保健対策は重要である。

わが国において、被災者の心理的ケアの重要性とともに、救助者への心理的ケアが注目され始めたのは、一九九五年の阪神・淡路大震災からといわれている。同年、サリン事件や和歌山カレー事件も起こり、被害者の心理的な影響やＰＴＳＤについても研究が進んだ。

加藤ら（二〇〇四）は、阪神・淡路大震災で活動した消防隊員にアンケート調査を行っている。解析対象者は四、二二三人、震災当時の勤務地により「被災地内群」「早期派遣群」「後期派遣群」「待機群」の四群に分けている。対象者の震災後三カ月目（当時の状況を振り返って回答）の心身の自覚症状として再体験症状や過覚醒症状、易疲労感、肩こり・腰痛、便秘・下痢などが各群に見られ、いずれも「被災地内群」で高率であった。また、一三カ月目の Impact of Event Scale（ＩＥＳ）を用いたＰＴＳＤ症状については、被災地外から派遣された者より「被災地内」のＩＥＳ得点が有意に高かった。「被災地内群」のＩＥＳ得点の高さは、個人的な被災状況、悲惨な光景への曝露体験だけでなく、住民からの非難や苦情を受けた経験が影響していたことが報告されている。

また、阪神・淡路大震災の四年半後に一、二一一人の消防局職員を対象に行ったアンケート調査では、ＰＴＳＤ症状を強く有する者は全体の一一・七％であった。それらのなかでも、震災時の業務活動において、悲惨な光景に遭遇するなどのストレス曝露が高かった群が一六・三％と最も多かったと報告されている（兵庫県長寿社会研究機構こころのケア研究所、二〇〇〇）。

その後、自衛隊をはじめ海上保安庁や警察などを対象として、わが国の惨事ストレス研究が進んでいる。なお、惨事ストレスに関する詳細、個人や組織が備えるべきことの詳細は、他の書籍に譲りたい。

2　レジリエンス

「レジリエンス（resilience）」という言葉は、近年さまざまな場で耳にするようになった。レジリエンスの語の初出はイギリスであり、一六〇〇年代の『オックスフォード英語辞典』に「跳ね返る、跳ね返す」という意味が記載されているという（加藤ら、二〇〇九）。その後、物理学の分野で「衝撃の強さ」、水産の領域で「回復力」の意味で使用された。一九七〇年代、英米圏の発達心理学、小児精神医療分野においてレジリエンスの研究が進んだ。貧困や精神疾患をもった親といった、不利な生活環境・逆境（adversity）にある子どもたちの追跡調査が数多く行われたのである。それらの研究からは、不利な生活環境により、子どもたちは薬物使用や引きこもり、貧困の悪循環など、成長後の生活も困難となる危険性が高いことが明らかとなった。しかし、そのなかでも立派な成人に成長した子ども、もしくは精神疾患を発症しない子どもの存在が確認された。そして、それらの子どもの特徴を表す用語としてレジリエンスが用いられ、健康や安らぎを促進すると思われる要因同定の研究が行われるようになった（Rutter, 一九八五、Werner et al., 一九八二、Grotberg, 一九九五）。

一九八〇年代には、精神疾患に対する防御因子と抵抗性をもつことを意味する概念として、レジリエンスが成人の心理学や精神医学にも導入された。また、レジリエンス概念に逆境のみならず、生活上のストレッサーが含まれるようになっていった。現在では、戦闘や事故、自然災害といった急性心的外傷の文脈でも使われるようになり、PTSDを対象とした研究も増加している（加藤ら、二〇〇九）。

レジリエンスはいまだ定まった定義がなく、さまざまな用いられ方がなされている。強いストレッサー（外部からの刺激）を受け、心が歪んで（ストレス）しまっても、それを跳ね返そうとする力、あるいは回復する力、しなやかさなどがレジリエンスであるといえる。レジリエンスを発動するストレッサーとしては、日常的なストレスから発達上の課題、トラウマティックな経験まで、最近は広くとらえられている。研究などで用いる場合は、レジリエンスの定義の明確化とストレッサーの統一が必要である。

アメリカ心理学会（以下APA）は、レジリエンスを「逆境、外傷体験、悲劇的体験、脅威的体験、その他さまざまなストレスを来す事態――家族や人間関係における問題、深刻な健康上の問題、職場におけるストレスや金銭に関わるストレスなど――に直面したとき、それらにうまく適応してゆくプロセスである」と定義している（APA, 二〇〇八／訳は筆者による）。さらに、「レジリエンスは誰もが学習し、育むことができるふるまい、思考及び行動を含む」と述べている。

なお、「レジリエンス」に似た概念として、ラザルス Lazarus らによって提唱された「対処（coping）」がある（Lazarus et al., 一九八四）。「対処」とは、人が環境からの要求に対し、なぜ、そしてどの程度ストレスフルであるか「認知的評価」を行い、ストレスフルであると評価した要求とそこから生じる感情を適切に処理し統制していこうとする、認知的努力と行動による努力である。ラザルスらはそれら「対処」を、結果に関わらず、ストレスフルと評価した状況を処理しようとする努力であるとしている。一方レジリエンスは、状況を処理しようとするプロセスと、その後の良い結果を含む。また、多くの行動ははじめ努力的で「対処」を反映しているが、学習過程を通じて自動化する。ラザルスらはこの自動的適応行動を「対処」に含まないとしているが、レジリエンスは無意識になされるこれらの行動も含まれる。以上から筆者は、レジリエンスは良い結果に結びついた「対処」を包含する概念であると考えている。

たとえば、ストレスを紛らわすために、やけ食いややけ酒をしたことはあるだろうか。やけ食い・やけ酒は、一時的にはストレスを軽減し、気分を良くすることができるため、一つの「対処」行動となっている。しかし長期的に見たとき、食べすぎ・飲みすぎは身体の不調や金銭的な負担を招く。影響が大きくなると後悔や落ち込みにもつながり、良い結果は得られない。そのため、やけ食い・やけ酒だけで「対処」し続けるプロセスは「レジリエンス」とはいえない。一方、やけ食い・やけ酒だけでなく、たとえ無意識にであっても飲食の席で誰かに相談をしていたり、身体を動かして発散したりとさまざまな「対処」を試み、状況が変化していくプロセスはレジリエンスといえるだろう。

ＡＰＡは、レジリエンスは学習し、発展させることができるふるまい、思考や行動を含むと述べている（二〇〇八）。自然災害やテロリズム、航空機事故などの惨事は、起きないことが望ましい。しかしこの世界では、私たちがコントロールできないことも多い。私たちが未来に向けてできることは、経験から学び、それらへの予防と備えを行うことである。惨事ストレスにさらされる災害救助者が、精神的健康を保ちつつ救助・支援活動を継続するためには、経験から学習しレジリエンスを醸成することが重要である。

次節から、東日本大震災時に派遣された陸上自衛隊員の調査を基に、惨事ストレスにさらされる救助者のレジリエンスについて述べていきたい。なお、本章で述べたことは筆者個人の見解であり、防衛省・自衛隊、防衛医科大学校の公式見解ではない。

Ⅱ　それぞれの隊員がとらえた東日本大震災

1　東日本大震災において活動を行った陸上自衛隊員の調査

二〇一一年三月一一日に発生した東日本大震災は、太平洋三陸沖を震源としたマグニチュード九・〇の地震とそれに伴う津波、原発事故により、東日本に甚大な被害をもたらした。被災地の方はもちろん、その親族や友人、日本中の人々が衝撃を受けたといっても過言ではない。今現在もなお、心を痛めている方は多いだろう。

発災直後より、警察や消防、医療など、さまざまな機関や専門職が救助のために日本全国から駆けつけた。

防衛省・自衛隊も、発災当初から最大約一〇万七、〇〇〇人の態勢で隊員を派遣し、救助活動、輸送支援活動、給水や浴場の提供などの生活支援活動、応急復旧活動を行った（防衛省、二〇一二）。東日本大震災の被災地は、津波により建物や木々が押し流され、派遣された隊員らの活動地域は広範囲かつ長期に渡った。隊員達は、当初不眠不休で救助活動を行い、道路や河川を整え、瓦礫のなかから行方不明者を捜索し搬送した。

被災者のみならず、救助活動を行う側の者も生々しい被災の実態にふれることで、大きな心理的影響を受ける。阪神・淡路大震災の現場で活動した消防隊員への面接調査では、四年一〇カ月後の段階で七％がＰＴＳＤと診断され、十六％にＰＴＳＤと診断できる時期があったと報告されている（金、二〇〇六）。しかし一方で、同じ救助活動に従事しながらも、精神的安定を維持した消防隊員もいた、ということがいえる。筆者は、これらの活動を経験した後も精神的安定を維持した者に着目し、彼らが何をストレスと感じ、どのように対処し適応していったか、その経験をレジリエンスの観点から明らかにする試みを行った。なおレジリエンスの定義は、ＡＰＡの定義を使用した。

方法として、実際に東日本大震災において派遣され、直接救助・支援活動を経験した陸上自衛隊員に参加してもらい、インタビューを行った。参加者が精神的安定を維持しているか否かは、自衛隊内で行ったスクリーニング結果などを参考に、部隊長など管理者の判断を仰いだ。参加する隊員の条件は、①東日本大震災において被害の大きかった宮城県・岩手県で直接救助・支援活動を行った隊員、②管理者により精神的健康が保たれていると判断された隊員、③東日本大震災により自身や家族、親戚の被災体験がない隊員、の三点とした。また、筆者が調査の説明を行い、参加に同意した隊員とした。なお、筆者は看護師である幹部自衛官である。東日本大震災発災後、本書の編著者である藤原らと共に現地に向かい、派遣された隊員のメンタ

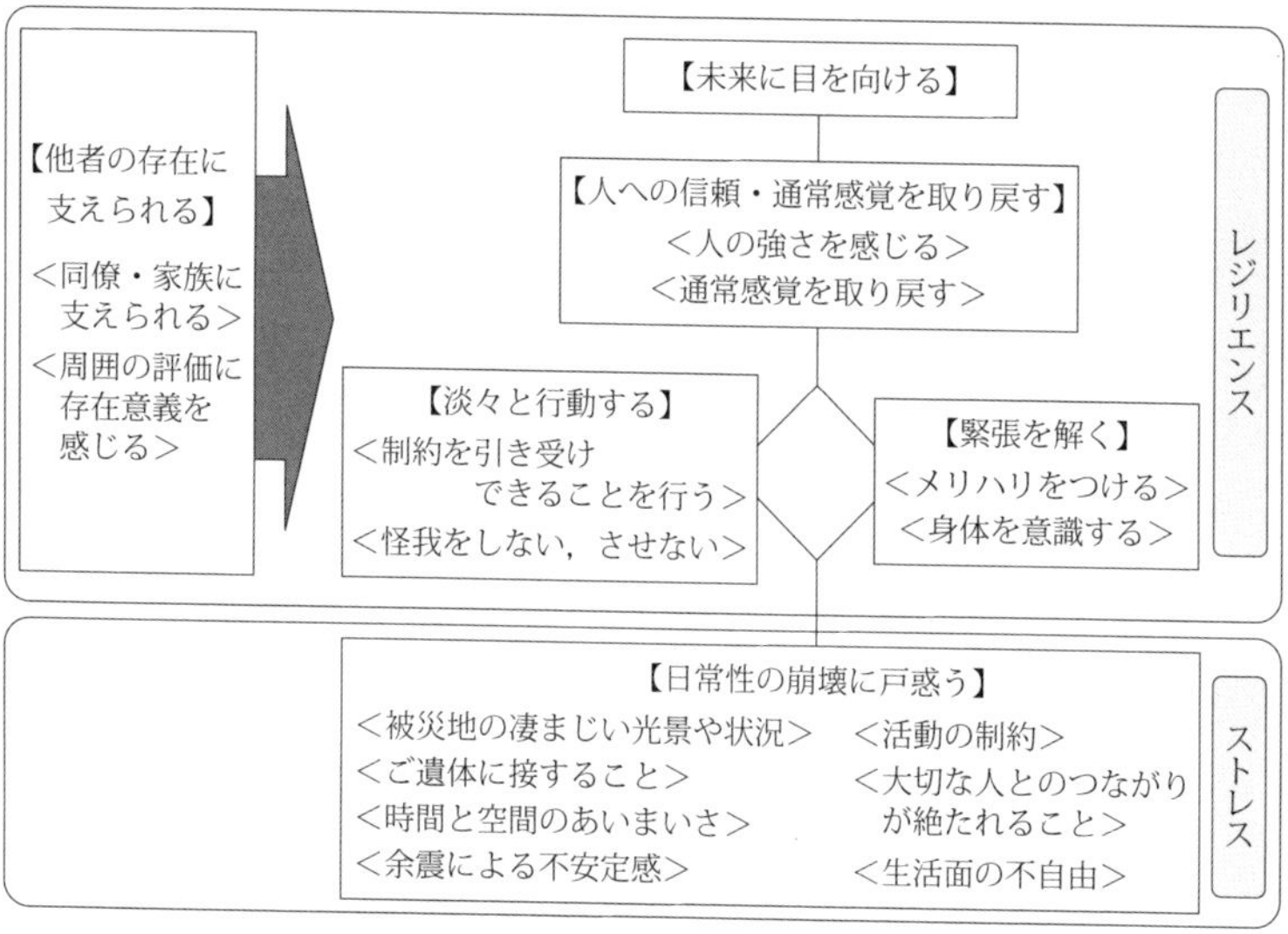

図1　東日本大震災において救助・支援活動を行った自衛隊員のストレスとレジリエンス（内野，2016）

ルヘルスケア活動を行った。

参加した隊員は九州から北海道の全国に在住している二〇名であった。全て男性で、平均三八歳、隊員歴は平均一九年、入隊一年目の新隊員から三〇年のベテラン隊員まで広範囲にわたった。インタビューは、東日本大震災から三年後に行っている。

東日本大震災での救助活動は、個々の隊員たちにとってそれぞれが異なる経験であった。しかし、それぞれの隊員が何にストレスを感じ、どう対処していったかに着目すると、一つのプロセスが抽出された（図1、内野、二〇一六）。

隊員達は、被災地に入った直後から「被災時の凄まじい光景や状況」、「ご遺体に接すること」、「時間と空間のあいまいさ」、「余震による不安定感」、「活動の制約」、「大切な人とのつながりが絶たれること」、「生活面の不自由」などのストレスを感じ『日常性の崩壊に戸惑う』経験をしていた。しかし「制約を引き受けできることを行う」、「怪我をしない、させない」という『淡々と行動する』ことと、「メリハリをつける」、「身体を意識する」という『緊張を解く』ことのバランスを取るなかで「人の強さを感じる」、「通常感覚を取り戻す」という『人への信頼・通常感覚を取り戻す』ようになっていった。また、あらゆる場面で「同僚・家族に支えられる」、「周囲の評価に存在意義を感じる」という『他者の存在に支えられる』ことを通して、『未来に目を向ける』に至る適応のプロセスをたどり、レジリエンスが示された。

2　レジリエンスを説明するために——現象学の援用

隊員達のレジリエンスを説明するために、現象学（phenomenology）を用いて分析を行った。現象学とは、現象についての学問である。「現象学の場合、現象とは、『意識に現れるがままの経験』を指す。すなわち現象とは、私と無関係にどこかで生じることではなく、あくまで『私の』意識に現れる限りでのことを指す」という（松葉ら、二〇一四）。災害派遣活動の客観的な内容や時間ではなく、災害派遣活動が隊員それぞれにとってどう体験され、経験されたのか、それらを明らかにするために現象学を用いた。

現象学は、一八世紀ドイツの哲学者フッサール Husserl によって基礎づけられ、その後ハイデガー Heidegger やメルロ・ポンティ Merleau-Ponty などの後継者を生んだ。また、社会学や精神医学、心理学や看護学など他領域でも支持されてきた。隊員達のレジリエンス説明のために、ハイデガーと、看護師であるベナーの解釈学的現象学を使用した。

マルティン・ハイデガー（Martin Heidegger，一八八九‐一九七六）は、ドイツの哲学者であり、二〇世紀最大の哲学者の一人といわれている。一九二七年に『存在と時間』を発表し、世界中に、そして後世に大きな影響を与えた。ハイデガーがそのなかで明らかにしようとしたのは、「存在の意味への問い」であった。そして、その答えが「時間」にあると構想し、一本の論文にまとめようとしていた。しかし、『存在と時間』の後半部分は出版されず、未完のままとなっている。つまり、問いの答えは論述されなかったのである。しかし『存在と時間』には、存在論や実存論、現象学的方法等、さまざまな考え方が記され、後世に多大な影響を与えている。筆者はその一部を援用し、隊員達のレジリエンスについて考察を行った。可能な限りハイデガーの考え方をわかりやすく説明しつつ、紹介を行いたい。

また、現象学的人間観に依拠し、それを看護学に導入したのがアメリカの看護師パトリシア・ベナー Patricia Benner である。ベナーらは、ラザルスのストレス論、ハイデガーによる日常性の分析を重視したドレイファス Dreyfus, H. L. の解釈（一九九一）、メルロ・ポンティの身体論なども取り入れつつ、現象学的人間観とそこからの看護のあり方を探求しようと試みた。ベナーらは、人間とは己を解釈する存在であり、「あらかじめ決められた姿をもって世界に参入するのでなく、人生を生きていくなかで次第に自らのあり方を定義してゆく」存在である、と述べている（一九八九）。また人間は自分のおかれた状況を、己にとってそれがもつ意味という観点から直接把握しており、新しい状況にも「身体に根ざした知性（embodied intelligence）」と、「背景的意味」によって即座に関わってゆけると述べている。「身体に根ざした知性」とは、無意識的・非反省的に働く身体の能力のことであり、「背景的意味」は文化によって誕生の時から与えられる、世界に対する理解の様式のことである。「背景的意味」は、属する文化や家族を通じて与えられ、文化的習慣と熟練した技術活動の内に埋め込まれる。私たちは「身体に根ざした知性」によって世界に住まうことができ、「背景的意味」によって状況を理解するといえる（章末コラム参照）。さらにベナーは、人間は「関心」を通じて己以外の事象に巻き込まれ、関わり合い、この世界の内に存在するという。ものごと（他者を含めて）が我々にとって大事に思われるからこそ、我々は世界に巻き込まれる。この、世界に巻き込まれ関与する、というあり方がハイデガーのいう「関心（Sorge/concern）」であり、現象学的人間観の鍵となる特性だとベナーは述べている。

救助者も、生まれ落ちた時から救助者だったわけではない。「背景的意味」や「身体に根ざした知性」により世界の内に住まいつつ、大切な人を守りたい、あるいは自分のスキルを活かしたいという「関心」を通じて世界に巻き込まれ、巻き込まれつつ意味を把握していく。以後、救助者のレジリエンスについて、現象学を援用し考察する。

Ⅲ　隊員たちのレジリエンス

隊員たちのレジリエンスを、現象学を援用して説明する。なお、ハイデガーの用いた言葉は「**ゴシック体**」で表示する。

1　制約を受け入れ、目指すものへ向かい行動する

発災後、隊員たちは全国から被災地に入り、突然の景色の変化を目の当たりにした。そこは、通常の光景とは全く異なる「被災地の凄まじい光景や状況」であり、皆が衝撃を受けた。また、隊員たちが直面したのは、活動のなかで「ご遺体に接すること」であった。ご遺体に接することはつまり、死に接することと解釈できた。

ハイデガーは、人は日常ではたいてい周囲に流され、自らのあり方をよく考えずに生きていると述べる（一九七二a、b）。人は必ず死ぬ。それは変えようのない事実であり、明日のことかもしれないし、数十年後かもしれない。しかし私たちは、日常のなかで「まだ自分のことではない」と安心し、死について考えずに周りに流され過ごしているのだ。ハイデガーは、このあり方を「頽落」的なあり方と呼び、人の非本来的あり方だという。では、本来的あり方となるのはいつなのか。それはそれまでのあり方が根本的に崩壊した時であり、自身の「不安」の気分と「良心の呼び声」によって気づかされるのだと述べる。頽落的、非本来的なあり方が揺らいだときに、人は未来の可能性として死と関わり（「先駆する」）、本来的なあり方を引き受け（「了解」）、行動する（「投企」）のだという。

東日本大震災の被災地は、被災直後、津波によって多くの人や家屋、営まれていた生活や思い出までも流されたような、凄まじく痛々しい光景であった。駆けつけた隊員たちは、被災地のこのような光景や状況を目にし、強烈な不安と同時に、自らも死ぬ運命にあるという事実を突きつけられていたといえる。また彼らの多くは、救助者でありながら、津波によって流された人を生きているうちに助け出すことができず、残された瓦礫を前にどうすることもできない自身の非力さに言葉を失っていた。本来的な自分を引き受けることは、やがて自身が死ぬという可能性も、自身の非力さも引き受けることであった。

さらに、ある行動を行うこと、つまり「投企」することは一つの行動を選ぶことであり、同時にその他の行動を選ばないということでもあった。彼らは救助活動を行いながら、強く負い目も感じていた。インタビューで語られたのは、初期の「活動の制約」による辛さであった。彼らは、救助者として人の役に立ちたいという思いをもって活動を行っていた。しかし、被災地では多くの支援が必要とされており、隊員個々にできることには限りがあった。たとえば、「大切な人を探して欲しい」と被災者から個別に声をかけられても、隊員は日々の任務、活動場所や時間が決められており、個別の依頼に必ず応えられるわけではなかった。それぞれの「助けてあげたい」「力になりたい」の前に制約が立ちはだかり、隊員たちは自身の行動を選択せねばならなかった。活動を行いながらも負い目を感じ、このこともストレスとなっていたのである。

しかし隊員達は、全てのニーズに応えられない制約のなかで、やがて「しょうがない」「一日一日やりきり仕事だ」と考えすぎないようにして日々の活動に専念していったと語った。またある隊員は、「黙々と」瓦一つを手作業で取り除くこと、写真などの大事な品を見つけてきれいにして残しておくなど、「できることをやろう」と思うようになっていったと語った。周囲に流される頽落的あり方ではなく、死の可能性も含めた自身の非力さ、制約を受け入れ、目指す方向に向かって行動する投企的あり方であったといえる。隊員は、できることを行い、行動することによって、過去の津波の教訓から墓地が山の上に作られていたことの発見や、被災者が被災してなお生きるために仕事を探す姿を目にし、人の強さを実感するようになっていた。制約や負い目を引き受け、投企的に在ることによって、可能性を見出し、適応に至るプロセスにつながったと考えられる。

２　先人の文化を継承し、未来に目を向ける

隊員のなかには、活動時入隊二年目の若いＥさんがいた。

彼は、東日本大震災が初めての派遣活動であり、不安を抱えて被災地に入った。そこは、日本ではないような光景であるうえ、昼夜を問わず起こる余震にも彼は不安を抱いていた。また、瓦礫の下の遺体を搬送す

る業務もあった。目にしたご遺体は見るも無惨で、彼は当初直視することも搬送するために動くこともできず、他の隊員が搬送するのをただ見ていたという。Ｅさんは、ご遺体に接し、日常生活のなかで考えたこともなかった死を突きつけられていたといえる。しかも、葬儀で見たことのある、美しく整えられた死ではなかった。彼は、自分自身を含め、全ての人に必ず死が訪れる現実、自然の威力に日常性の崩壊を感じ恐れ慄いていたと解釈できる。

さらに彼は、ご遺体を目にしたその夜から眠ることができず、「何もできなかった自分」について、「次ご遺体が出てきたとき、どうしたらよいのか」について、考え込んだという。彼には単に職業役割としてではなく、ひとりの人として他の人の役に立ちたい、利他的にありたいという思いがあった。しかし実際には、恐怖や不安感にとらわれ、動けない自分がいた。彼は自身の存在意義が揺らぎ、「どう在るか」を自分自身に問うていたと考えられる。そして一時期、集団を離れて行動したいと感じ、退職も考えるようになっていた。

彼の迷いが変化するのは、活動開始から二〜三週間が過ぎたときであった。その時期、急性期が過ぎ、活動内容や生活面は変化してきていた。不眠不休であった活動初期と異なり、班ごとにローテーションし、休養する日が取れるようになった。インフラが少しずつ整い、宿営地が過ごしやすくなっていたことも、彼の変化に大きく影響していたと考える。

Ｅさんは環境の変化だけでなく、印象的であった上司の行動について語った。彼の上司が、ご遺体を見つけた時の行動であった。上司は、泥のなかからご遺体を引き上げ、抱き寄せて自分の水筒を取り、亡くなった方の顔を水で洗い、きれいにしたのだという。「ごめんね」、「早く見つけてあげられなくてごめんね」と声をかけながら。Ｅさんはただ立ちすくみ、それを眺めていたそうである。そして後々、上司がなんであんなことができたのかと考え、「使命感に徹していた熱さが、自分とは雲泥の差だった」と感じたと話した。その後、Ｅさんの部隊は地元で数日休養し、二度目の支援活動では「やれるだけのことをやろう」と積極的に活動ができたという。

Ｅさんやその同僚、上司は、被災地のために活動するという共同の大義と使命感をもっていたといえる。同時に彼らは被災地の景色に同じように緊張し、分刻みの活動や身体的疲労を共有し、相互に認め合う存在でもあった。上司は部下の緊張や疲労などに配慮し、無理をしないよう声かけを行っていた。ご遺体の搬送や収容時には、若い隊員が動けなくても責めることはなく、同じ行動を強要はしなかった。Ｅさんの上司の行動は、Ｅさんに見せようと意図した行動ではなかっただろう。つまりＥさんは、自らで上司の行動にスポットライトを当て、上司や先輩のあり方を通して、彼自身のペースで自らその使命感に向き合うようになっていたと解釈できる。

ハイデガーは、共同体の運命的経歴、民族の経歴のことを「共同運命」と述べている（一九二七b）。また、自身の死の可能性に直面し、見出される本来的なあり方は、自ら引き受ける「遺産」のなかから見出すのだという。Ｅさんは、泥のなかから引き上げたご遺体に丁寧に接する上司の姿に感銘を受け、上司の行動を「心の強さ」や「使命感に徹する熱さ」という「遺産」として注目し、自身の利他的な生き方として「伝承」していったと解釈できる。上司のあり方を「伝承」し、本来的な生き方を「了解」したＥさんは、目標が明確になり、「やれるだけのことをやろう」と思い、「ポーンと気持ちが楽になった」と語っている。さらにＥさんは、最初は何も見えないなかであったが、任務といわれたときに、今の任務、明日の任務、数週間後の自分のイメージがつくようになったという。あり方を「伝承」し「投企」することによって、ハイデガーは「《自分の時代》へむかって瞬視的に存在することができる」と述べている。Eさんは、目指す目標が定まり、自身の空間的、時間的位置や方向性、状況などが明確になり、落ち着いていったと解釈できる。

3　活動と休息のバランスをとる

活動後半になるほど、隊員達は活動時と活動以外の時間を切り替え、宿営地では同僚と共にリラックスした時間を過ごしていたと語った。

特に活動初期は、現場は緊迫し、高い注意力や集中力が求められる。そのような状況のとき、身体に意識は向けられにくい。隊員もそのほとんどが活動初期は疲れを感じなかったと語った。ベナーら（一九八九）は、「恐怖や不安はある条件下では外部環境に対する意識を高めるが、このように注意を外へ集中するとき、内部感覚への意識は怠りがちである」と述べる。内部感覚とはつまり、身体の痛みや空腹感、重さ、張った感じなどである。活動現場において捜索や救助を行っているときは、意識は外へ向かい、身体内部の感覚への意識は弱まりがちである。集中して活動しているとき「休憩しよう」と声がかかって初めて、自分の口渇感に気づき、腰を伸ばした際に腰部の痛みに気づくことがある。さらに、支援活動中は自由になる時間は少ない。水や食べ物は限られ、排泄や手洗い、歯磨きなどの個人衛生に気を配る余裕もなくなる。もちろん身体の内部感覚から、意図的に目をそらすことも、時には必要であると思われる。

私たちは生活のなかでいつも身体に意識を向けているわけではない。自分の思うように身体が動き、行動がとれているとき、私たちにとって身体は透明なものであり、その使い方を考えることや意識することはない。ベナーら（一九八九）は、この「身体に根ざした知性」が最もうまく機能するのは、人がそれに注目していないときであり、人の注意に上るのは、通常それがうまく機能しなくなっているときであるという。つまり、膝に痛みを感じて初めて膝に注意を向け、痛まない歩行方法を探る。そして、普段いかに何も考えずに歩けていたかに気づくのである。

インタビューのなかで、経験の長い隊員は宿営地内では「食べて、よく寝ること」「いつも通り過ごすこと」に気をつけていたと話した。食事や睡眠などの体調管理、排泄といった身体の内部感覚に意識を向けていたのである。幹部隊員も、部下に迷惑をかけないよう自身の体調を崩さないように気をつけていたと語った。それはこれまでの教育や訓練、いくつかの派遣活動のなかで自然に身についてきたもの、あるいは先輩の声かけにより気づいてきたものだという。

これらの宿営地内でのあり方は、ハイデガーでいうならば日々の生活に注目し、「いつも通り」のことを行う頽落的なあり方（一九二七a）といえるかもしれない。ハイデガーは頽落的あり方を人の非本来的なあり方だと述べているが、「くつろいだ安心感や当たり前のような在宅感」があるとも述べている。活動場所では投企的に行動し、宿営地内では切り替えて頽落的に過ごす、という「メリハリをつける」あり方は、いつもと違う状況に感じるストレスを鎮め、「いつも通り」の感覚を取り戻し、適応を促進させたと推察できる。

Ⅳ　レジリエンスを育むために

ここまで隊員達のインタビューから抽出されたレジリエンスについて述べてきた。隊員達のレジリエンスは、現象学を用いて『制約を受け入れ、目指すものへ向かい行動する』『先人の文化を継承し、未来に目を向ける』『活動と休息のバランスをとる』という三つのあり方で説明できた。私たちがここから学び、レジリエンスを育むためにできることは何であろうか。

まず、『制約を受け入れ、目指すものへ向かい行動する』あり方について見てみたい。各個人によって、出来事やものごとの受け取り方はそれぞれであり、インタビューに答えた隊員達が、なぜ制約を受け入れられたのか、等についてはさらなる調査が必要である。しかし、出来事を柔軟にとらえ、バランスの良い考え方に変えていく方法としては、認知行動療法などが活用できるのではないだろうか。また、若い隊員で、上司の言葉によって考え方が変わり楽になったと語った者もいた。管理者や上司の者は、なるべく客観的な情報を部下に伝え、多様な考え方を伝えていくとよいのではないだろうか。

ハイデガーは、未来の可能性として死と関わり（「先駆する」）、本来的なあり方を引き受け（「了解」）、行動する（「投企」）あり方が、存在の本来的あり方だと述べている。普段から、「もし自分が明日死んでしまうとしたら、どう在りたいか」を考えると、今の自分自身が本当に大事にしたいもの、「目指すもの」が見えてくるかもしれない。そして、普段から「目指すもの」に向けて行動をしておくと、大きな変化が起きたとき、迷いや立ち止まって考え込むこと、ああしておけばよかったと後悔することが少なくなる可能性はあるだろう。

つぎに、『先人の文化を継承し、未来に目を向ける』あり方である。これも、出来事の柔軟なとらえ方やバランスの良い考え方と重なる部分があり、立ち止まってしまった際、先人・過去を参考にする態度である。それは、ただ周囲の人がしているから何となく同じことをする、という頽落的なあり方ではない。自身の「目指すもの」と共鳴するあり方を遺産として引き受けていく積極的なあり方である。自分自身のあり方について一人で考えるだけでなく、周囲も見渡し、やり取りをするということが有用になるのではないだろうか。なおハイデガーは、遺産は各個人が「自ら引き受ける」ものであると述べている。組織や上司が強制し、コントロールできるものではない。組織、管理者や上司はその理念を機会があるごとに言葉で伝えるとともに、自らが行動で示していくことが重要だと考える。

そして、『活動と休息のバランスをとる』は、普段の生活から意識することができる。休息の際は、身体の内部感覚を意識して把握することも試みて欲しい。特に身体に問題を抱えていない人は、〈身体に根ざした知性〉によって無意識に日々を過ごせてしまう。過敏になる必要はない。四肢や体幹は気持ちよく伸縮できるか。風の音や温度、光を感じながら気持ちよく呼吸ができるか。定期的に内部感覚や感情へ注意を向け、心身のサインをキャッチするようにしておくと、非日常の際にも早い段階で変化に気づき、調整が取れる。外部からのストレッサーは、気温や気候の変化、花粉、仕事の忙しさ、人間関係など数多くあり、それらによるストレス、心身の変化は個々に異なる。自分のストレッサーやストレスを把握し、それを減らすためにメンテナンスや予防ができることが重要であろう。隊員達は、日頃の教育や訓練が非常に有益だったと語っていた。レジリエンスを育むためには、適切に支援が得られる場で非日常に挑戦してみることも良いかもしれない。そして、なるべく物や時間を使わず、それらのストレスを減らすことができる、自分に最適な方法や対策を知っていることも重要である。

なお救助組織は、組織として救助者の環境を整え、システムを作ることが求められる。日本人には「心頭滅却すれば火もまた涼し」、「武士は食わねど高楊枝」など、暑さや寒さ、空腹などを我慢し、何も感じないかのようにふるまうこと、「頑張る」ことを美徳としてきた一面がある。感覚や感情は、意思などより下等なものという見方もある。特に救助者は、強靭さや超越したふるまい、行動が求められてきたといえるだろう。二〜三日で完遂する短期活動であるならば、全力を発揮し「頑張る」ことで高い効果が得られるかもしれない。しかし、質の高い行動を継続する場合、救助者が活動初期から心身を適切にメンテナンスできるよう、食事・睡眠・リラックスできる環境を可能な限り整え、上司や管理者も休養し、部下が休養できる風潮を作ることがのぞまれる。

レジリエンスについての学術的関心は高まっており、レジリエンスを測定する尺度や個人内要因などを特定する研究が増加している。本章で述べた現象学的考察は、それらのなかの一側面である。そして、心の強さを考えるとき、現象学的側面からもとらえることを提案したい。

私たちには、災害をはじめ疾患や愛する人の死など、思いもよらない理不尽なことが時に降りかかる。そしてその度に、私たちは降りかかった出来事の意味と、自分自身のあり方を考える。災害時、救助活動を行う救助者は、理不尽さを目の当たりにし、惨事にさらされる機会が多い。救助者は、役割を果たしながら、「どう在るべきか」を突きつけられるといえる。救助者であってもそうでなくとも、普段から、自身の「あり方」について考えておくことは、一つの備えとなりうるのではないだろうか。また、東日本大震災以降も熊本地震や西日本豪雨など災害は続いている。各個人が災害をどう体験し、経験としていったか、その語りを丁寧に記していくことも、未来に向けてできることの一つである。

なお、今回紹介した筆者の調査は、陸上自衛隊員二〇名を対象としたものであり、全ての自衛官に共通するものとはいえない。また、語りは語る人と語られる人とで作り上げるものである。筆者に語られなかった語り、語れなかった語りも、おそらくあることも忘れてはいけない。

ベナーとルーベルによる現象学的人間論

ベナーとルーベルは、人間は「身体に根ざした知性」と「背景的意味」によって世界の内に存在できると説明しています。現象学独特の用語や言い回しは難解で、少し抵抗を感じてしまうかもしれません。具体例を用いると、もう少しわかりやすくなってきます。

たとえば歩くとき、皆さんは毎回歩き方を考えながら歩いているでしょうか？　右手と同時に左足を前に出し、地面に踵が付いたら前方に体重移動をして……。改めていわれると、考えずに歩けていることに気がつきます。たとえ坂道になっても、向かいから人が来ても、頭で考えなくとも、身体は微細なコントロールをして対応してくれています。これが「身体に根差した知性」です。

また、歩き方やすれ違うときの行動等に「背景的意味」が含まれています。たとえば、知り合いとすれ違うときは、「こんにちは」と挨拶し会釈をするでしょう。「女の子がガニ股でがさつに歩かないの」といわれて育った場合、「女の子らしさ」や「品の良さ」を求められる歩き方になるかもしれません(最近はそんなことはないのかもしれませんが)。小さいときから見ている親や周囲の行動、あるいは躾によって、文化的背景が身体の内に取り込まれてふるまいや行動となっているのです。これが「背景的意味」です。それぞれの人の行動に「身体に根ざした知性」と、文化や時代などの「背景的意味」が存在し、その文化や時代のなかで誤解や非難されることなく、円滑に生活を行うことができているのです。

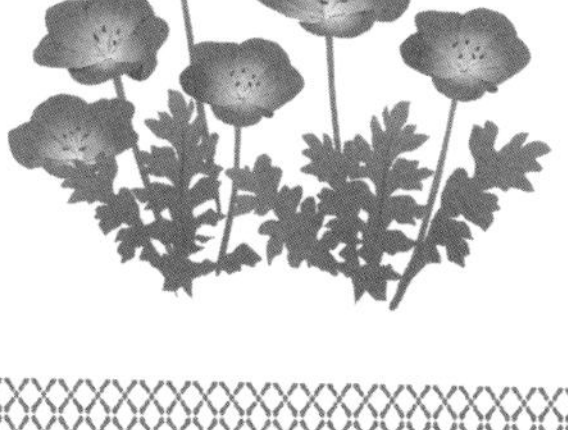

第6章　精神科臨床から考える「心を鍛える」とは

Ⅰ　はじめに

筆者は、精神科にて臨床心理士・精神保健福祉士として勤務してきた。こころの健康は、健康増進法に基づき策定された「国民の健康の増進の総合的な推進を図るための基本的な方針」の改正、いわゆる健康日本21（第二次）において、ライフステージに応じた「こころの健康対策」の取り組みが目標として設定されている（厚生労働省、二〇一二）。その一方で、精神疾患を有する総患者数は、二〇一四年に三九二・四万人となり四〇〇万人に迫る数に増加している（厚生労働省、二〇一六）（図1）。

精神疾患が発症する仕組みには未解明な部分が多く、内因・外因・心因論から始まり、脆弱性モデル、ストレスモデルなどからとらえようとしている。発症につながる要因の特定や有効な治療法を開発すべく研究が日々積み重ねられているが、その全貌が見えてくるまでにはまだまだ時間がかかると推測される。そんななか精神科受診をした人たちのなかには、精神疾患になったことを「自分の心が弱いから」「自分が弱いせいだ」などと、自分の弱さと関連づけてしまうことがある。また精神科受診したことを、取り返すことができ

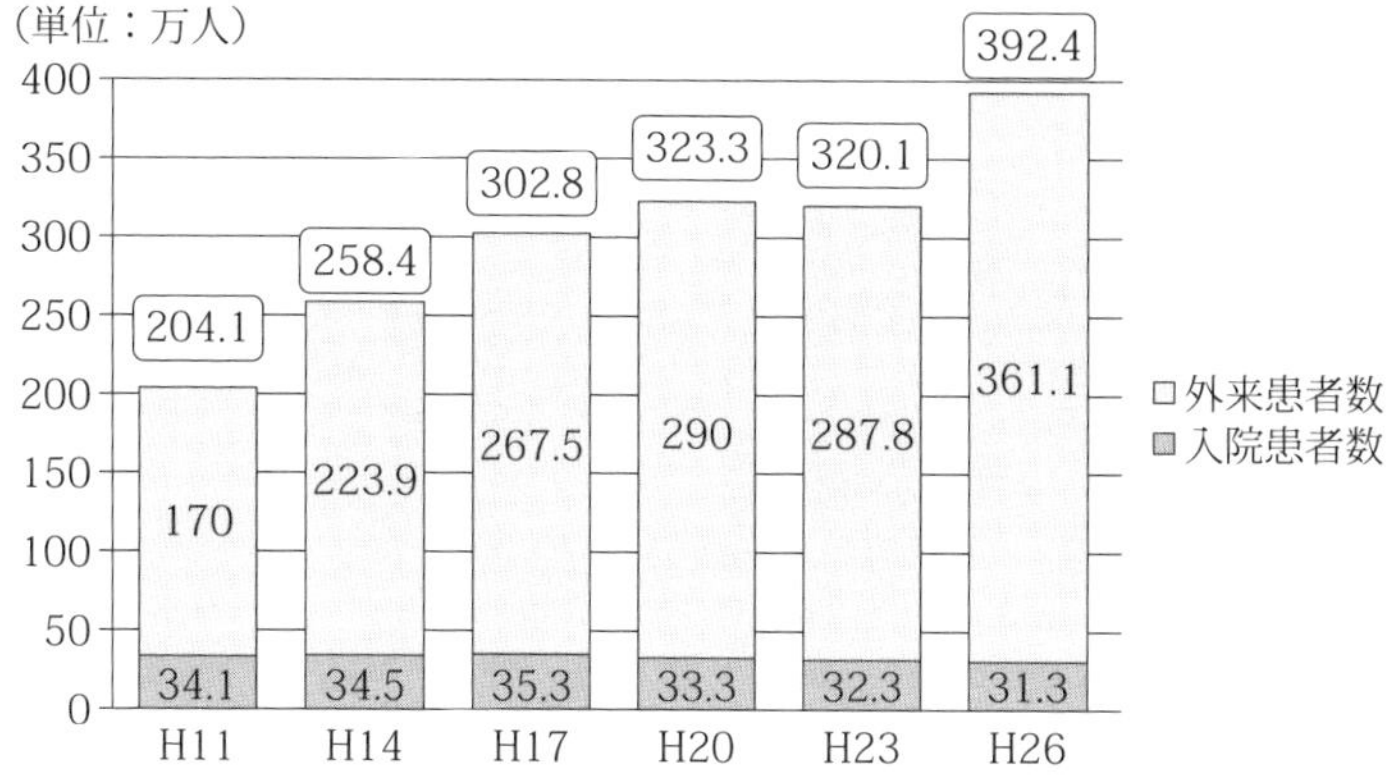

図１　精神疾患を有する総患者数

ない挫折や失敗のようにとらえている人もいる。精神疾患や精神障害になることは、人生にとっての大きな危機の一つといえ、これまでの生き方を揺るがす事態でもある。筆者は、その人たちの回復過程に関わってきた。精神疾患という危機に向き合い、葛藤しながらも回復に向かう彼ら彼女らの姿から、筆者は「弱さ」よりも「強さ」を感じることが多かった。時にはその姿にこちらの方が励まされ、勇気づけられることもあった。危機によって失うことにより、手に入れることができるものもある。筆者は、精神疾患という危機が必ずしも奪うばかりではなく、新たな獲得の機会にもなりうることを精神科臨床の現場で教えてもらった。精神保健福祉分野では、精神疾患や精神障害の人たちの回復において「リカバリー」を目指すことの重要性が指摘されている。リカバリーとは、「人々が生活や仕事、学ぶこと、そして地域社会に参加できるようになる過程であり、またある個人にとってはリカバリーとは障害があっても充実し生産的な生活を送ることができる能力であり、他の個人にとっては症状の減少や緩和である」と定義される（President's New Freedom Commission on Mental Health, 二〇〇三）。精神疾患という危機に直面しても充実し生産的な生活を目指すリカバリーを達成するためには、どのようなことが関与するのか。危機に向き合える「強さ」を考えるために、本章ではまずリカバリーに役立つ四点について触れる。その次に、筆者が回復過程に関わってきた事例をリカバリーの視点から振り返る。そして最後に、「心を鍛える」ことについて考えたい。

Ⅱ　人としてのリカバリー

リカバリーは、症状の改善や機能の回復を含む病気自体の改善を表す「臨床的リカバリー」と、主観的なリカバリーともいわれる希望する人生の到達を目指すプロセスを指す「パーソナルリカバリー」という区分に整理されている（Thornicroft & Slade, 二〇一四、山口ら、二〇一六、Van Eck et al., 二〇一七）（図2）。パーソナルリカバリーと臨床的リカバリーの両者は全く別物というわけではなく、一定の相関関係があることが指摘されている（Van Eck et al., 二〇一八）。

精神疾患を抱えた本人がリカバリーを目指すために、支援者が心がけていくことを記したのが『本人のリカバリーの１００の支え方』（Slade, 二〇一三）である。同書では前述したパーソナルリカバリーを「人としてのリカバリー」と呼んでいる。アンソニー Anthony（一九九三）は、人としてのリカバリーについて「リカバリーとは、個人の態度や価値（本人にとって大切なこと）、感情、目標、技術や役割が変化していく過程のことで、これはとても個人的で、人によって異なる過程である。精神の病気による制限があったとしても、何かに貢献し、希望にあふれ、満たされた生活を送る生き方である。リカバリーには、精神疾患による壊滅的な影響を乗り越え成長する過程において、人生について新たな意味や目標が見出されていくことが含まれる」としている。同書では、この人としてのリカバリーに役立つものとして、「ポジティブな自分らしさ

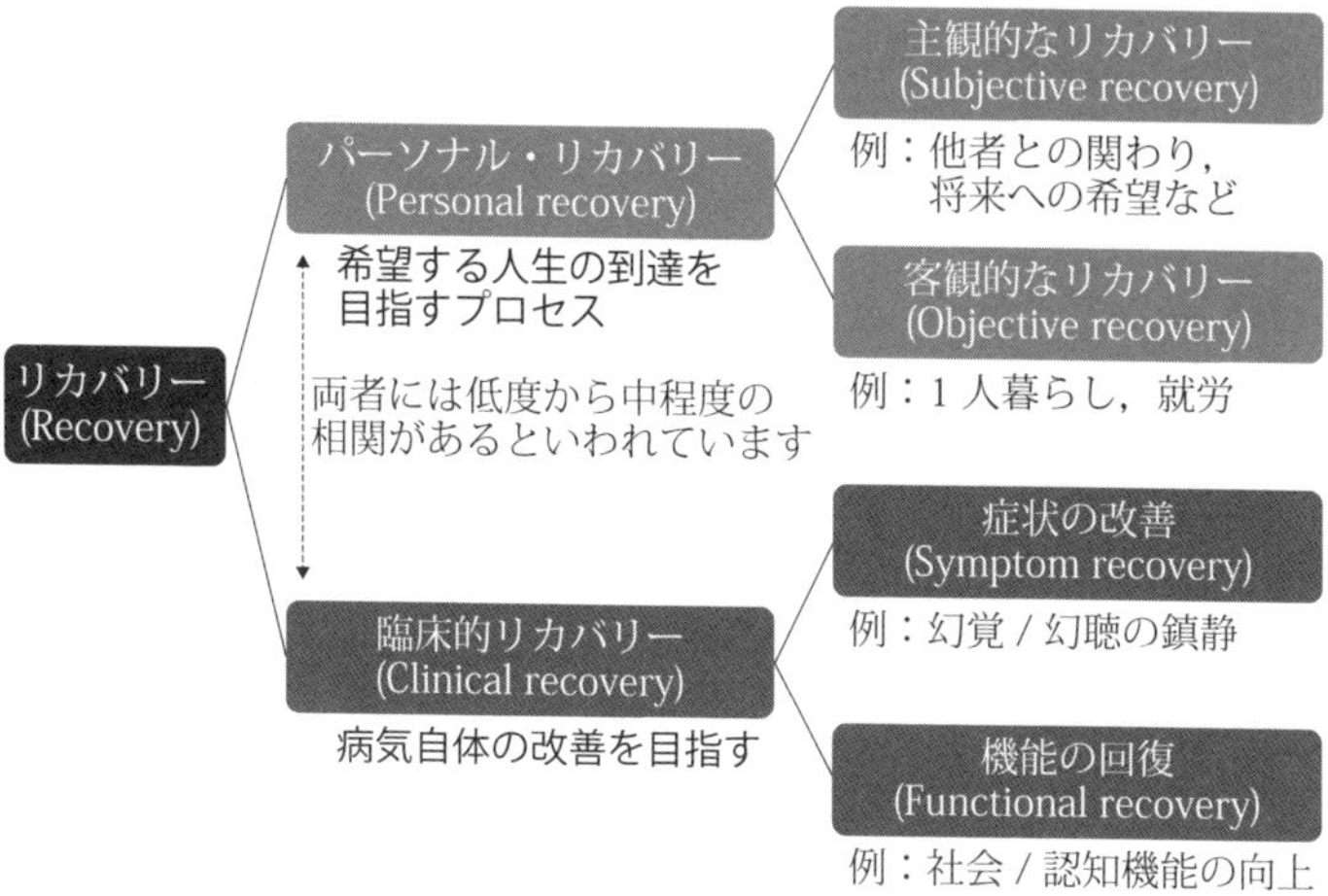

図２　「パーソナル・リカバリー」と「臨床的リカバリー」の枠組み

を築く」「「精神疾患」の経験を枠で囲う」「精神疾患を自己管理する」「自分の価値にあった社会的役割を得る」の四点を取り上げている。以下で詳しく見ていく。

１　ポジティブな自分らしさを築く

ポジティブな自分らしさを築くとは、スレイドの前掲書において「精神の病気になったことを超えた前向きで肯定的な自己像を構築することである。自己像や自分らしさを構成する要素は、ある人にとってはきわめて重要なことでも、他の人には全く重要ではないものかもしれない。つまり、自分らしさを構成する要素として何が大切かは本人だけが決められることである」としている。ポジティブというと、私たちは前向きで積極的な姿を思い描きがちだが、ここでのポジティブとはそうではない。あくまでその人自身がどうなりたいのか、どうありたいのかが重要であり、その人自身が生きていくことに賛成できる自分らしさを見つけ出すということである。そのような自分らしさでなければ、そこを目指して歩いてみようという気持ちにはつながらない。そういう意味ではリカバリーにとって、ポジティブな自分らしさを見つけるというのは目標でもあり重要な要素であるといえる。

2　「精神疾患」の経験を枠で囲う

「精神疾患」の経験を枠で囲うについて、同書では「精神疾患という本人の経験に対して、その人自身が納得のいく意味を見出し、その経験を枠で囲う（frame, framing）こと」としている。枠で囲うとは、精神疾患になったという経験を否定するのではなく、自分の経験の一つとして考えるということである。そして自分の経験の一つとして精神疾患を考えることで、精神疾患が自分の一部ではあるが、自分の全てではないと考えることができる。あるうつ病の患者は、自身のうつ病の経験を振り返り、「私があそこでうつ病にならず、変わらずに家庭を顧みないで働いていたら、家族を失っていたか、あるいは過労死していたかもしれません。私はうつ病になったが、今も生きているし、家族も失っていない」と話した。うつ病を経験することによって失うものもあるが、その経験によって大切なものが守られることもある。それは精神疾患という経験がもつ意味の一つともいえる。精神疾患を一つの経験としてとらえ、その経験に自分が納得できる意味を見つけ出すことが、ここでいう枠で囲うということである。

3　精神疾患を自己管理する

精神疾患の経験を枠で囲うということは、精神疾患の経験を人生における経験の一つととらえることである。そうして人生における経験の一つとして主体的に精神疾患に向き合うことは同時に、自己管理する力を高めることでもある。ただ自己管理するといっても、精神疾患の治療を含め、身の回りのことを全て自分だけで管理するという意味ではない。他の人の助けやサポートを活用することも含まれる。ここでいう自己管理とは、精神疾患の治療を含め自分自身の幸せ・健康に自分で責任をもつということである。自己管理しようとする気持ちは、自分の人生を作り上げていくことの原動力になる。

4　自分の価値にあった社会的役割を得る

この社会的役割とは、自分にとって大切に思える社会での位置づけのことを指す。それは以前からのものかもしれないし、以前から変化したもの、もしくは新しいものかもしれない。ここでいう社会的役割とは、精神疾患とは関係がないものとされている。自分の価値にあった社会的役割を得ることは、リカバリーに向けて歩み続ける人が自分らしさを作りあげる重要な支えとなる。その人の価値にあった社会的役割を得るために、その環境のなかで自分を取り巻く人たちとは協力していくことが不可欠となる。特に友人や家族、同僚からのサポートは、緊急事態に直面したときに重要になる。

人としてのリカバリーの考え方と上記四点との枠組みを図式化したものが同書に示されている（図3）。この枠組みは、上記四点が緩やかに配置されており、おおよそ信念から行動へ、個人的なものから社会的なものへと並んでいる。図内の矢印は、疾患名を枠で囲うことや自己管理を行う事によって精神疾患の影響を最小限にし、肯定的な自分らしさ、自分にとって大切な社会的役割、周囲との協力的な人間関係を作っていくことで幸せや健やかさを最大限にしていくことを表している。

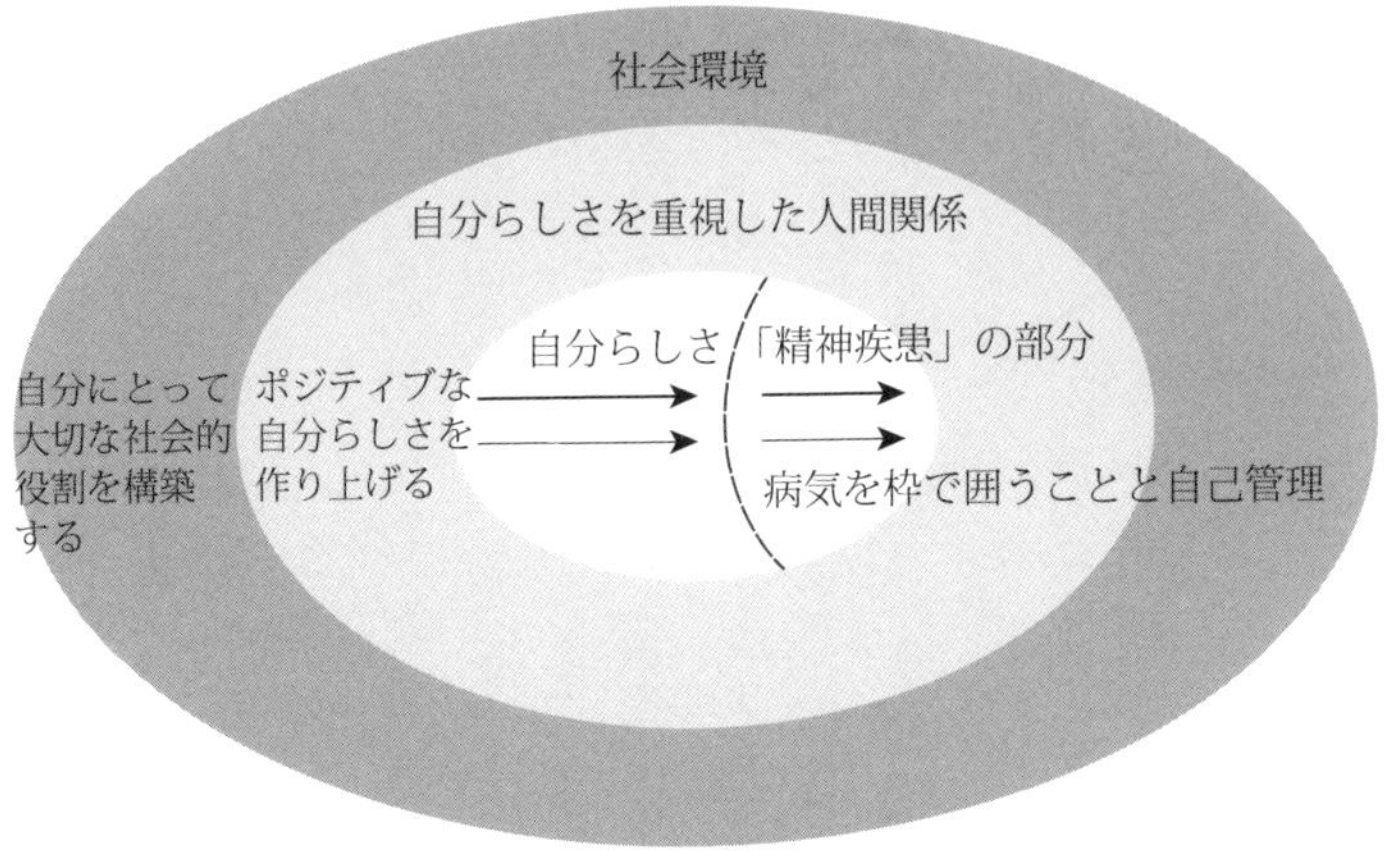

図３　人としてのリカバリーの枠組み

次に二つの事例を紹介する。共に筆者が回復過程に関わり、復職や退院など社会復帰に至った事例である。二人の回復過程をリカバリーに役立つ四点から振り返り、二人が危機に向き合い回復につながった「強さ」について考えたい。（二つの事例は、筆者が臨床の場で出会った実際の事例に基づいている。しかしプライバシーを保護する必要があるため、本人を特定できる情報は加工するとともに複数の事例を組み合わせて作成した。その意味でこれらの事例は全て架空の人物と考えてさしつかえない。）

Ⅲ　Fさん（四〇代・男性・双極性障害）の事例

１　経過

Fさんは双極性障害の診断で休職しており、復職を目指している。診察時にFさんは、「職場で取り残されているような感じがあり、孤独感が強い。職場に何も貢献できない」と語り、筆者が面接を担当する事となった。

Fさんは、ある地方都市に出生した。幼い頃から上下関係の厳しいクラブにてスポーツを続けていた。Fさんは、自身の両親について「父親は仕事を転々として定職についていた記憶はない。いつも夫婦喧嘩していた光景を覚えている。ずっとこうはなりたくないと思っていた」と話した。高校を卒業して現在の会社に就職以降、Ｆさんは、両親とは連絡を取っていない。Ｆさんは、就職後結婚し二人の子どもと暮らしている。家族の存在について「自分の支えです。家族に頼りにされるような存在でありたいと思っています」と話した。

「仕事になるとのめりこんでしまうようなところがあった。期待されるとそれに応えようとするタイプ」と自身を評するように、入社以来熱心に仕事に取り組んだ。土日出勤も厭わず仕事する熱心さもあって、同期入社した社員よりも早く現場のリーダーを任された。この頃のことをＦさんは、「自分が中心となって働いているような気がして達成感があった」と振り返っている。

精神科受診をする少し前、配置替えによってＦさんがこれまで経験してきた仕事とは異なる内容の仕事を任されるようになった。これまでの経験や知識が生かせず、苦しい日々が続いた。Ｆさんは、「職場で取り残されているような感じがあり、孤独感が強い。職場に何も貢献できない。これまで結果を出してきたから、何とかしなくては」と考えるようになった。一方で、「今はダメ社員と思われても仕方がないと割り切ろう」と思い直した矢先、上司との口論を契機にして、不調となり精神科受診となった。Ｆさんは休職して治療に専念し、次第に回復していった。主治医から復職に向けて取り組んでもよい時期であることを伝えられ、会社に顔を出すようになった。会社から、勤務時間の短縮や業務内容の軽減などの協力が得られたなかでＦさんは復職を目指すこととなった。

Ｆさんは、試験的に短時間の出勤から取り組み始めた。復職に向けて週末に疲れを残さないように自分をコントロールすることに取り組んでいた。しかし全日出勤に取り組み始めた辺りから、週の後半には疲れてしまい休むことが多くなった。その時の心境についてFさんは、「復職が近くなると気持ちが重くなる。休職中とは違って、簡単に休めない。会社に出てきている以上、仕事しないわけにもいかない。何かやらなくてはと考える時間が長くなっている気がする」と話した。同様の心境は、その後も繰り返し語られ、「自分が皆と同じようにできない事への情けなさ、悔しさ、孤独感がある。皆が仕事している姿が辛くて、いなくなりたいと思った。この病気さえなければと考えてしまう」と会社で感じるプレッシャーを病気によるものと感じていたようだった。それを何とかしようと懸命にFさんは取り組んでいたが、時にそのイライラが主治医や筆者にも向けられ、「自分の問題は何だと思いますか。これまで付き合ってきてそれもわからないのですか。何も答えを示してくれないのでがっかりしました。もうカウンセリングも受けたくありません。もっと本音で話してください。自分の何が問題なのか、はっきり言って下さい」と詰め寄ることもあった。その後も復職に向けて「一週間のサイクルで自分の体調を確認する」「仕事を与えられることによる達成感を求めすぎて、無理してしまうこと」をテーマに会社で感じる葛藤を繰り返し面接で話し合いながら、復職と再発予防の手がかりとしていた。この頃の自身の心境についてFさんは、「自分はある意味たたき上げなので、捨てたつもりのプライドがまだ残っていると思います。病気になる前はみんな挨拶してくれた。その光景が頭のなかに残っている。今はこちらから挨拶しても、挨拶してくれなくて落ち込むこともあります。病気によって皆が離れていった気がします。ただ病気にならなかったら、何も考えずに突っ走っていたと思います。『いい人に思われたい』『すごい人だと思われたい』という根底にある気持ちをずっと追いかけていた気がします。病気になってからいろいろあったので、段々とその気持ちは少なくなりました。今は割り切れていますす」。そう話した一カ月後、Fさんは復職した。

Fさんは、復職後もこれまで取り組んできたことを引き続き継続して、自分をコントロールしていた。仕事も以前ほどの量ではないが、与えられた仕事は最後までやり通すことができていた。

復職して六カ月が経過した頃、Fさんは上司に異動したいとの希望を伝えた。その理由としてFさんは、他部署の同期入社の社員から誘われたのと、今の部署で感じるプレッシャーを挙げた。上司との話し合いの席でFさんは「今の部署で復職できたが、別に悪いことをしていないのに、引け目を感じてしまう。性格的なものなのかわからないですが、堂々としておけばよいのになかなか思えない。自分が皆と同じ事ができないことが申し訳ないとは思う。もう少し皆と距離をおいて仕事ができたら、自分の気持ちも変わるような気がする」。しかし話し合いの結果、現時点での異動は難しいとの判断になった。そのことについてFさんは、「行けないのだなという気持ちです。期待していた部分もあるが、行けないとわかってスッとしました。それで完全にあきらめようと思いました。行けないとわかって未練はないです」。

新しい部署への異動が叶わなかった後も、Fさんは出勤を継続した。次第に職場に関する葛藤はあまり語られなくなった。こちらから話を向けても「大丈夫です」と答えることが多くなった。復職して一年経過し安定していた状態を継続していたことから、本人の希望により筆者との面接は終結となった。

2　リカバリーに役立つ四点からの考察

①ポジティブな自分らしさを築く

Fさんは、「こうはなりたくない」と思っていた両親から離れて社会人生活を始めた。元来「期待されるとそれに応えようとするタイプ」のFさんにとって、仕事を評価されることは大きなやりがいとなっていたことが考えられる。その評価に応じるように成果を積み重ね、さらに仕事に取り組んでいった。また定職に就き家族を養うことは「こうはなりたくない」両親の姿とは異なり、Fさんが「こうなりたい」と思う姿であった。そういう意味でも、社会人として働き成果を積み重ねることは、Fさんが「こうなりたい」と考える自分らしさを築きあげることにつながっていたと思われる。

しかし、Fさんは業務内容や職場環境の変化など、これまでとは違った局面を迎えた。Fさんは、「今は『ダメ社員でも良いか』と割り切ろう」と現状を受け入れることで対処しようとしたが、最後には「職場で取り残されているような感じがあり、孤独感が強い。職場に何も貢献できない」と考えて、上司と口論になり精神科受診となった。そこから復職に向けて取り組む間に、過去の評価を積み重ねてきた自分と、現状の思うように進まない自分との葛藤に苦しみながら復職を目指す時期が続いた。Fさんは、「自分はある意味たたき上げなので、捨てたつもりのプライドがまだ残っていると思います。病気になる前はみんな挨拶してくれた。その光景が頭のなかに残っている」と話していた。結果的に復職には至ったものの、常に葛藤しながら受け入れようとしていた現状の自分は、Fさんにとって「こうなりたい」と思えるポジティブな自分とは言い難いものだったかもしれない。復職後に異動を希望して環境を変えることで、精神疾患になった自分との折り合いをつけようとしていたことからもそれが覗えた。

② 「精神疾患」の経験を枠で囲う

Fさんにとって「精神疾患」の経験とは、どのような経験だったのだろうか。Fさんは、復職を目指すうえで、職場には勤務時間の短縮や業務内容の軽減など配慮を受け、上司や家族からはねぎらいの言葉をかけられていた。しかし、復職に向けてFさんが常に葛藤を抱きながら取り組んでいたことを考えると、精神疾患によって周囲から憂慮され、慎重さを求められ、自分の思うようにできなくなってしまったとFさんが感じていた可能性はあったと考える。「この病気さえなければと考えてしまう」と話していたように、精神疾患になったことへの後悔が強い時期もあり、時には苛立ちとなって表されることもあった。「病気によって皆が挨拶してくれなくなった」と精神疾患を経験したことによって周囲が自分から離れていったと感じていた。

その一方で、復職前に「病気にならなければ突っ走っていたと思います」と話していたように、精神疾患を経験することによって失わずに済んだものがあるということは理解していた。復職後に周囲に引け目を感じていたFさんが異動を希望した際に、「もう少し皆と距離をおいて仕事ができたら、自分の気持ちも変わるような気がする」と話した。結果的に異動にはならなかったが、精神疾患の経験から自分の納得できる意味を見出すために、Fさんが望んだように自分が苦しい経験をした場所から距離を置く時期は必要かもしれない。

③精神疾患を自己管理する

自己管理の一つである体調管理は、Fさんが復職に向けた時期から復職以後も重点的に取り組んできたことであった。平日勤務をしていくなかで、どうしても週末が近くなるにつれ疲れがたまり、気分の落ち込みを経験していた。そうすると週末は何もできずに寝て過ごすことが多くなり、家族と接する機会が減少する。それはFさんの「こうありたい」姿とは異なっていた。その悪循環を回避するために、疲れを翌日に残さないよう配慮して勤務することに慎重に取り組んでいた。その意識は、調子が悪いときには上司や家族、医療機関など周囲に相談して早めに受診するなど、対応の早さにつながっていた。体調を維持すること、周囲の力を借りることを含め精神疾患の自己管理について、Fさんは積極的に行っていた。

④自分の価値にあった社会的役割を得る

Ｆさんにとって社会的役割である職場に復帰することは、Ｆさんの危機に向かう原動力だったともいえ、大きな意味をもっていたと考えられる。精神科を受診する前のＦさんは同期よりも早く出世し、「自分が中心となって働いているような気がして、達成感があった」と意欲的に仕事に取り組んでいた。また職場でも一目置かれる存在であったＦさんは、復職を目指す段階でも職場において常に同僚や後輩の模範であろうとしていた。ただそのなかでＦさんは、以前の自分と現状の自分との違いに葛藤を感じ、時には苛立ちを募らせた。Ｆさんが社会的役割に重きを置いていたからこそ、以前の自分と精神疾患になった現状の自分との葛藤は強かったと考える。復職後にＦさんが希望した異動の話は、Ｆさんの新たな社会的役割につながる可能性があった。結果的に異動は叶わなかったが、Ｆさんは何とか自分の価値にあった社会的役割を得たいと考えたうえで申し出たのではないだろうか。復職するだけではなく、職場において現状の自分の価値にあった社会的役割について、Ｆさんは常に意識していたと考えている。

3　事例のまとめ

改めてリカバリーに役立つ四点からＦさんの事例を振り返ると、社会的役割を巡る葛藤と向き合い続けた経過であったと考えている。休職から復職の過程においてＦさんが抱いた葛藤は自分の価値にあった社会的役割を得たいという希望と、精神疾患によって周囲と同じ事ができないもどかしさとの葛藤であった。それを考えると、復職によって社会的役割を得たいというＦさんの希望を叶える際に精神疾患という経験は、自分の一部というよりも大きな壁に見えていたのかもしれない。改めて精神疾患を含めた現状のＦさんに合った自分らしさや価値に見合う社会的役割を考えることが、葛藤という危機に向き合うには必要だったのではないかと考えている。Ｆさんは復職したものの、リカバリーに必要な「ポジティブな自分らしさを築く」という点では、まだ途中経過にあったのかもしれない。その葛藤を抱えながらもＦさんが精神疾患と向き合い続けて復職に至ったのは、Ｆさんが「ポジティブ」とまではいかないが、現状を徐々に受け入れる気持ちの整理をしていたからと考えている。いまだ途中経過であったかもしれないが、そのなかにも危機と向き合いながら歩み続けるためのたゆまない努力を続けていた。精神疾患という危機に向き合い、日々自分と折り合いをつけながら「大丈夫です」と歩み続けてきたＦさんの姿勢に危機に向き合うための強さを筆者は感じていた。

Ⅳ　Ｇさんの事例（四〇代・女性・統合失調症）

１　経過

Ｇさんは、ある日突然精神科を受診した。「周囲の人から嫌がらせを受けている」と話すＧさんの、服装や髪は乱れていた。表情や口調に切迫感があり、多弁で話が止まらない。嫌がらせを受けている内容を確認するが、全般的に現実味に欠け、要を得ない。Ｇさんは、周囲からの嫌がらせを受けて困っているので入院させて欲しいと話し、入院となった。

Ｇさんは、高校卒業後いくつかの仕事を転々としながら生計を立てていた。入院直前も日雇いの仕事をかけもちしていたが、生活費のやりくりがうまくいかず、勤め先へ行く交通費が捻出できないほど経済的に厳しい状況であった。一人暮らしをしていた部屋は家賃を数カ月滞納しており、期日までに支払われなければ管理会社から退居と家財の処分を伝えられていた。Gさんに家賃を支払えるあてはなかった。Gさんは家族とも音信不通である。その理由をGさんは、「これまで迷惑をかけてきたから」とだけ呟いた。

手持ちのお金がほとんどない状況でGさんは入院生活を始めた。入院生活の不自由さはあるが、食事が出て休める場所があることに安堵した様子であった。抗精神病薬を主体とした薬物治療によって「自分は嫌がらせを受けている」などの被害的な内容の発言は減少した。Gさんの退院支援を担当することになった筆者は、退院に向けて経済的な支援と居住及び生活環境の調整が必要であると考えた。初回の面接にてGさんと退院後の生活について話し合ったときに、Gさんは「一人で生活できる」「働くことができる」と繰り返し話した。しかし筆者は、入院前の様子から生活が破綻しており経済的に困窮していること、近隣に頼れる家族がいないことを鑑みて、生活保護の申請を提案した。その提案に対して、自立を希望するGさんは、生活保護の申請を拒否した。「生活保護はいやです。自分は一人で生活できる。仕事を紹介してくれる人も知っています」と言い、次第にスタッフとの関わりを遠ざけるようになった。

所持金がほとんどないGさんは、退院先が決まらず入院日数を重ねるなかで、入院生活に必要な日用品を切り詰めながら生活していた。再度Gさんに、退院するためには生活環境を整えるための資金が必要になることを説明した。そしてGさんにとって不本意かもしれないが、生活保護を申請することによって退院に向けた準備が可能となり、一人暮らしや仕事にもつなげられることを説明した。最終的にはGさんは、生活保護の申請について関心をもち、申請の手続を行った。

初回の生活保護費の受け取りのため外出したGさんは、受け取った後すぐに、滞納していた公共料金の支払いをしたいと保護費の半分を支払いに充てた。「ずっと気になっていました」というGさんは安堵の表情を見せた。その後、入院生活に必要な物品を購入するGさんは、病棟では見られない生き生きとした表情をしていた。

生活保護申請から数カ月が経過した頃、今後の退院先についてGさんと関係者で話し合いの場をもった。主治医から入院前の生活が破綻していたことを鑑み、退院先として支援の受けられる生活場所であるグループホームが提案された。しかし、その提案をGさんは拒否した。「自分は一人で生活できる。誰かの助けを借りずに退院して一人暮らしをしたい」と話した。入院前こそ破綻しかかっていたとはいえ、長年一人暮らしをしてきたGさんにとってグループホームの入居は受け入れがたい提案であることは想像できた。再びGさんはスタッフを遠ざけるようになった。そしてさらにGさんは市に退院請求を行った。市の担当者を交えた話し合いでも「自分は一人で生活できる。退院して一人暮らしをしたい。仕事をしたい」と訴えた。そこで再度グループホームであれば入居に必要な初期費用が少なくて済むこと、居住環境だけではなく食事の提供などの支援が受けられることを説明した。そこで生活しながら就労移行支援事業所で働いて、一人暮らしに必要な資金を準備することを提案した。その提案をGさんは受け入れた。その後、相談支援事業所が紹介したグループホームの見学に行き、Gさんはグループホームへの入居を決めた。

現在Gさんは、グループホームで生活しながら、就労移行支援事業所で午前午後と働いている。工賃には不満はあるようだが、働きぶりは真面目との評価を受けている。生活保護費と工賃で生活を賄っているが、そのなかから貯蓄をして一人暮らしを目指して準備している。最近は、体重を減らすために入会した体操教室へ楽しそうに通っている。「人と話せることが楽しい」とGさんは笑顔で話していた。

2　リカバリーに役立つ四点からの考察

①ポジティブな自分らしさを築く

一貫してGさんは、「一人で生活したい」「自分は働きたい」と話し、自分が何をしたいということが非常に明確であった。Gさんとのやりとりのなかで、こちらの提案を拒否されることがあった。Gさんの状況を考慮して必要と思われる提案をしてきたつもりであったが、それが拒否されたのは、Gさんの希望とつながらない提案ととらえられていたためと考えられる。しかし、一人暮らしや働くことにつながる提案であることを繰り返し説明すると、Gさんは次第に関心を示した。結果的にGさんが提案を受け入れたのは、Gさん自身の希望が叶う、もしくはそれに近づく道筋が見えるような提案をしたことによると考えている。たとえ現実的で合理的に見える選択肢であったとしても、それが本人の「こうなりたい」という希望と合致しなければ、そこへ取り組んでみようと動きだすことは期待できない。そういう意味で、Gさんの「一人で生活したい」「自分は働きたい」という希望は、ポジティブな自分らしさを築く重要な要素であったと考えられ、そこにつなげていくことが危機に向き合う原動力となっていたと考えている。

②「精神疾患」の経験を枠で囲う

Gさんの主たる訴えは「周囲から嫌がらせを受けている」ということであった。ただいわゆる幻聴や幻覚については、はっきり語られなかった。入院中にGさんの精神疾患による症状がどのようなものか確認してきたが、Gさんにとってはっきりそれとしてとらえられるものはなかった。そういう意味で「精神疾患」の経験がGさんにどのようにとらえられていたかは、入院中にはつかみきれなかった。Gさんは退院後、入院前の生活を振り返った際に「いろいろ大変で、あのときの自分は生活するだけで精一杯だった」と語った。

③精神疾患を自己管理する

上述した「『精神疾患』の経験を枠で囲う」同様に、Ｇさんは精神疾患の自己管理という意味では、特別に取り組んでいたものはなかった。月に一回の診察と注射のために通院する以外に、日常生活において精神疾患に関して自己管理が必要な事柄はなかった。ただ体重管理のために運動を開始する、間食しないように気をつけるなどの自己管理には積極的に取り組んでいた。また精神科受診前は生活が破綻していた状況に比べると、退院後はグループホームや相談支援事業所のスタッフ、病院などに困りごとを相談するようになった。

④自分の価値にあった社会的役割を得る

Ｇさんは退院後、就労移行支援事業所で働いた収入と生活保護費で生活している。また滞納した公共料金の支払いをするなど、社会生活を送るうえでのルールを守っている。精神疾患とは別に、社会生活をする一人の人間として、自分に求められる社会的役割を全うしようとしていた。そこでは自身を卑下することもなく、放棄することもなく、淡々と自分の価値にあった社会的役割をこなし続けている。現在のグループホームの生活から、一人暮らしに向けて次の準備を続けている。求められたものに応え、そこで得られたものを次に生かしていくというサイクルを継続している。「一人で生活したい」「働きたい」などの自分の希望を叶えるために自分の価値にあった社会的役割は得ることができていると考えている。

3　事例のまとめ

Ｇさんの場合は、「一人で生活したい」「働きたい」というはっきりとした希望があったことが重要だったと考えている。またGさんの自分の価値にあった社会的役割を考えたときに、「一人で生活したい」「働きたい」という「こうなりたい」という希望を尊重して、それにつながる社会的役割を提案しながら取り組んできたことが、Gさんの危機に向きあうことに寄与していたと考えている。

またGさんは、精神疾患により住居と家財を失ったが、精神疾患そのものの影響についてはあまり語られなかった。自己管理も月に一回の診察と注射のみであったことから、Gさんは精神疾患そのものから受けた影響は少なかったのではないかと考えている。見方を変えるとGさんは精神疾患の経験によって、生活の破綻が回避され、働くという社会的役割を得られたとも考えられるかもしれない。精神疾患の経験がその人に何をもたらしたかに着目することは、危機に向き合ううえでも社会的役割を考えるうえでも重要な点である。

V　精神科臨床から考える「心を鍛える」

障害をもちながらも自分らしい生き方を目指すリカバリーでは、ポジティブな自分らしさや自分の価値にあった社会的役割を得ることの重要性を取り上げている。精神疾患という危機に直面したFさんやGさんを改めてリカバリーに役立つ四点で考察すると、ポジティブな自分らしさや自分の価値にあった社会的役割の重要性を再確認できた。なかでも自分の価値にあった社会的役割を得ることは、重要な役割を担うと考えている。FさんGさん共に、精神疾患という危機に直面しても目指してきたのは、会社組織や地域社会の一員といった社会的役割を得ることであった。それが危機に直面しても、歩み続けてこられた両者の原動力だったと筆者は考えている。ただ留意する必要があるのは、周囲から認められたいといった理由から社会的役割を得ようとするのではなく、Gさんのように自分がこうしたい、こうなりたいと思う社会的役割を見つける方がよいと考える。Fさんも自身の社会的役割を得るために、現状の自分にあった社会的役割を模索していた。しかし、その過程では、現状の自分と過去の自分との対比から自分の社会的役割をとらえて葛藤する場面が散見された。Fさんにとっての自分らしさとは、過去の自分をあきらめることであり、リカバリーに寄与するポジティブな自分らしさを築く意味ではまだ途中経過にあったと考えられる。精神疾患の回復過程においては、そのような葛藤や迷いを共有しながら、ポジティブな自分らしさや社会的役割につなげることが危機に向き合いリカバリーを獲得することに寄与すると考える。

それでは私たちは何らかの危機に直面したときでも歩み続けられる強さを手に入れるために、どうすればよいだろうか。FさんやGさんの事例でも触れたように、リカバリーでも重要視されている「ポジティブな自分らしさ」「自分の価値にあった社会的役割を得ること」は重要であると考える。自分が「こうなりたい」という自分らしさを見つけることが、危機に向き合い進むべき方向性を見失ったときの羅針盤となるように思う。自分の価値にあった社会的な役割を得るために、折に触れて自分が望む社会のなかでの位置づけを考えておくことである。それはすでに自分に与えられた役割を維持継続することでも、新しい役割を見出すことでも構わない。社会のなかで自分が担う、もしくは担いたいと考える役割について日頃から考えておくことはよいと思う。今後何らかの時点で危機に直面したときに自身の社会的な役割を見直す必要が出てくるとしたら、その危機はこれまでの自分の社会的役割を見直す契機ともとらえられる。危機によって何かが失われるというイメージにとらわれず、危機によってこれまでを見直すという側面に目を向けることは、その危機を打開することにつながる。また危機に向き合って何の変化もないように見える時期にも、多くの示唆が含まれている。危機に向き合うなかで迷ったときには、自身がこれまで積み重ねてきたことを振り返ると、これまで気づかなかったヒントが隠されているかもしれない。危機に向き合う強さを身につけるという意味で考えると、「ポジティブな自分らしさ」「自分の価値にあった社会的役割」について考えておくことは、「心を鍛える」ことに関与するだろう。「ポジティブな自分らしさ」や「自分の価値にあった社会的役割」について、常日頃自分に問いかけておくと、いつか直面するかもしれない危機に対する良質な準備になると考える。

密着取材

筆者は、密着取材した番組を見るのが好きです。先日ある船長に密着取材した番組を見ました。

宮城県の気仙沼に気仙沼と気仙沼大島を結ぶ定期船が運航しています。その定期船が終了した時間帯に運航する臨時船があります。橋の開通によって臨時船の運行終了が決まり、長年運航してきた船長を密着取材していました。

番組では、これまでの船長と乗客のやりとり、臨時船にまつわるエピソードが取り上げられました。たとえば、臨時船は夕暮れから夜間に運航するので、船長は乗船する人たちに暖まってもらおうと船のエンジンで温めた缶コーヒーを無償で提供していました。船長は「人が喜んでくれることが嬉しい」と笑顔で話していました。

運航最終日、多くの人に見送られて臨時船の運航が終了しました。その時の船長の寂しくも誇らしげな表情が印象に残りました。

臨時船の船長に限らず、人にはそれぞれの役割があります。その役割によって誰かを支え助けることは、自分自身を支えることでもあります。どんなに小さな役割であっても、その裏側に懸命に取り組む姿があります。

密着取材によって、船長が乗客との何気ないやりとりのなかに自分の役割に懸命に取り組む姿が描き出されました。その姿を見て筆者は「私もがんばろう」という気持ちになります。筆者が密着取材した番組を好むのは、その人が自分の役割を懸命に取り組む姿が見えて、それに自分が励まされるからかもしれません。

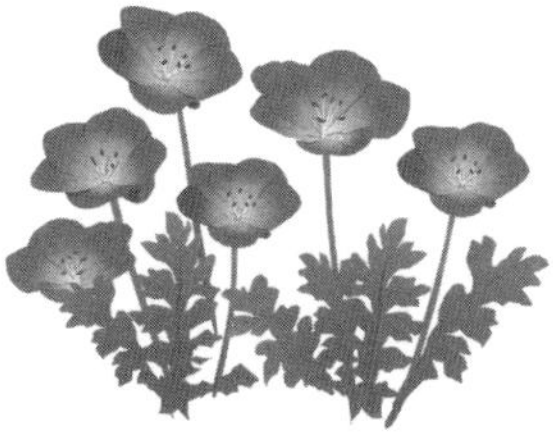

第７章　「心を鍛える」その前に
――組織とそこに属する個人が見失ってはならないもの

Ⅰ　はじめに

本章の内容は、二〇一六年の第六一回防衛衛生学会シンポジウム「レジリエンス～心は鍛えられるのか～」における発表に基づいている。本書の編著者でもある藤原がシンポジウムの企画者であり、筆者は「病院に勤務する臨床心理士の立場から」ということでシンポジストとしての依頼を受けたのであったが、このことは筆者にとって「病院の臨床心理士の役割とは何だろうか？　その前に、そもそも自分自身が勤務している病院の役割とは何だろうか？」という、一見自明なことのようにも思われる事柄について改めて考える機会となった。

筆者の所属する自衛隊中央病院は、防衛大臣直轄の陸・海・空三自衛隊の共同機関であり、大臣の指揮監督は陸上幕僚長を通じて受けるものとされている。また防衛省・自衛隊における最終後送医療機関、つまり自衛隊における医療の最後の砦として位置づけられている。患者が後送に次ぐ後送で最終的に辿り着いたのにせよ、最初から当院受診につながったのにせよ、この位置づけそのものには変わりがない。とにかくここより後ろにはもうないという位置づけである。そこで筆者も最初のころは、「こうした点も踏まえ、そこに勤務する者としてレジリエンスに関して何かを話せばいいということかな……」という具合に、ぼんやりと考えていただけであった。

ところでこのシンポジウムは、陸上自衛隊のなかで「心を鍛える」ということが謳われるようになったことを受けて企画されたものであった。しかしシンポジストとしての発表の内容を考え始めたところで、筆者のなかに一つの疑問が湧いてきた。それは、「そもそもなぜ『心を鍛えること』が陸上自衛隊のなかで重要事項として取り上げられることになったのか？ このことの背景には、何があるのだろうか？」というものである。当然ながらここには、「心を鍛える」、つまりレジリエンスを高めることによって隊員個々のストレスに対する耐性を強化することができ、ひいては隊員が精神的な不調に陥ることや、自衛隊のなかで各種の精神障害が発生することを防ぐことができるという、一次予防（疾病の発生を未然に防ぐこと）への強い期待があるのだろうということは容易に推測できた。二〇一三（平成二五）年の厚生労働省による労働安全衛生調査（実態調査）によれば、過去一年間にメンタルヘルス不調により連続一カ月以上の休業、又は退職をした労働者がいる事業所の割合は一〇・〇％であったことより（厚生労働省、二〇一三）、一次予防は自衛隊に限らず、全ての職場組織において共通の重要な課題といえるであろう。しかしながら、元来病院とはすでに調子を崩してしまった人が治療を求めて訪れるところである。特に最終後送医療機関であるという筆者の所属する病院の位置づけからすると、それだけ重症ないしは慢性化した患者が占める割合の大きくなることが予想される。「心を鍛えること」の目的が、仮に一次予防の強化という狭い意味に限定されるのだとすれば、筆者の立場でその点に貢献できることも非常に限定的になってしまうように思われた。

さらにここで、筆者のなかで新たな懸念が生じてきた。それは、「『筋力トレーニングで筋肉を鍛えることができるのと同じように、心も鍛えることができる。そして精神的な不調に陥るのは、そうすることを通じて未然に防ぐことができるものなのだ』といった認識が、組織のなかで生じてはこないだろうか？」というものである。さらには、「そうした認識を一般の隊員の間にも広く深く浸透させることに成功すればするほど、精神的な不調に対する治療を求めて医療機関にやってきた患者は、『心を鍛えるのに失敗した人』などと見做されるようになってしまわないだろうか？」というものである。

仮にそのような事態が生起してしまったならば、それはさらに以下のような事態を招きうるように思われた。第一に、病気休暇や休職を経て職場への復帰を果たそうとする際に、そうした隊員に対する周囲の目が余計に厳しくなってしまうことである。そして第二には、新たに不調に陥った隊員が声を上げにくくなるのに加え、自分自身としてもそういった不調に陥っているという事実そのものを認めにくくなってしまうことである。まとめると、組織としては一次予防を強化するために行ったことであるのにも関わらず、それが三次予防（社会復帰）の困難化（上記の一点目）や、二次予防（早期発見・早期治療）の失敗（上記の二点目）につながるといった皮肉な結果を生んでしまう、ということである。

Ⅱ　メンタルヘルスをめぐる二つのメッセージ

ここまで否定的なことばかりを述べてきているようであるが、筆者は「心を鍛える」という考え方そのものを否定するつもりはない。職員個々のストレスへの耐性を高めることができ、結果として精神的な不調に陥ってしまうのを防げるのだとしたら、それは素晴らしいことであろう。しかしながら、メンタルヘルスに関する対策がどれほど素晴らしいもので、どれほど充実していたとしても、精神的な不調に陥る職員が発生するのを完全になくすことは、自衛隊に限らずいかなる職場組織であっても土台不可能な相談であろう。

以上のような点を踏まえて、メンタルヘルスというものに対する職場のスタンスとは一般的にいってどのようなものだろうかということを、筆者なりに考えてみた。まずは、「日頃からレジリエンスを高めることにより、精神的な不調に陥ることのないようにせよ」といったものがあるだろう。特に自衛隊の場合には、「自衛隊員たるもの常に精強であれ、強靭であれ」といったメッセージにつながりやすいと思われるが、ここではこのようなメッセージを仮にメッセージAとしておきたいと思う。

一方で、職場組織が個々の職員に向けて発しているメッセージは、当然このようなものだけではないであろう。自衛隊内部においても、「隊員同士の互助に努め、立場の相違に関わりなく何でも話し合える関係を構築するとともに、メンタルヘルスの専門家を含む各種相談窓口を積極的に活用するように」という呼びかけがなされているが、このような「時には周囲に助けを求めてもよいのだぞ」というメッセージを、ここではメッセージBとしておきたい。

たとえどれほど巨大な組織であったとしても、最終的には一人ひとりの人間の集まりである以上、そうした一人ひとりのレベルにまで落とし込めば、Aに近い考えの人もBに近い考えの人もいるであろう。また同じ一人の人でも、時と場合によってAのような考えに傾いたり、Bに近い意見をもったりなどして揺れ動くこともあるかもしれない。

このように考えてみた場合、職場組織全体を仮に一人の大きな人間に喩えるとするならば、メンタルヘルスに対して首尾一貫したスタンスを保持したり、そしてそれに基づいたメッセージを発したりすることがかなか困難な状況に陥ってしまっている、ということができるかもしれない。言い換えれば、そのような職場組織はメンタルヘルスというものに対して非常に両価的 ambivalent なのではないか、ということである。

Ⅲ　両価性（アンビヴァレンス）

両価性（アンビヴァレンス ambivalence）とは、同一の対象に対して愛と憎しみ、友好的態度と敵対的態度といったような相反する心的傾向、感情、態度が同時に存在する精神状態と定義されている（小此木、一九九三）。「愛憎相半ばする」という日常表現は、正しくこのことをいっている。この概念を精神医学やメンタルヘルスの領域に初めて導入したスイスの精神医学者ブロイラー Bleuler（一九一一）は、健康な人にもアンビヴァレンスは存在すると考え、心のメカニズムのなかでアンビヴァレンスの果たす重要な役割は、心のなかで対立するさまざまな力の均衡を生み出す調節機能にこそあると述べた。ここではさらに、アンビヴァレンスに対する他の先達たちの見解も以下に紹介することにしたい。

まず、オーストリアの神経学者で精神分析の創始者として知られるフロイト Freud である。彼は、「そのような感情の両価性はある程度までは正常なものだと思われるが、しかし高度の感情の両価性はたしかに、神経症的な人物において特に際立っている」と述べた（Freud, 一九一二）。またフロイトの高弟でドイツ初の精神分析家であるアブラハム Abraham は、人間の心の発達や成熟を、アンビヴァレンスを克服していく過程として描き出した（Abraham, 一九二四）。さらにオーストリア出身の精神分析家で、精神分析の一学派である対象関係論の基礎を作ったことで知られるクライン Klein は、アンビヴァレンスは対象そのものの特性であるが、境界例患者のように主体がこのアンビヴァレンスに耐えられない場合には「良い対象」と「悪い対象」への対象の分裂（スプリッティング splitting）が生じるとした（Klein, 一九三五）。

なおここで、神経症、そして境界例という用語について簡単に触れておく必要があるだろう。これらはいずれも、非常に単純化した言い方が許されるとすれば、精神科に関連するさまざまな病態の軽重を区別する際の目安となるものである。神経症、境界例、精神病の順に、軽から重へと並んでいるととらえて頂ければよい。まず、これらのなかでは最も重い精神病においては、自他の境界が不鮮明であるといわれる。故に幻聴という精神症状を例にとると、本来は患者自身の思考内容であろうものが本人にとっては外から聞こえてくる声として体験されるのであろうと理解されている。精神病ではそれに加えて、同一性が拡散しているとされる。心理学的には、人間に対する現実的でより成熟した認識のあり方とは、以下のようなものだととらえられている。それは、世の中には「完全に良い人間」も「完全なる悪人」も存在せず、「あの人にはこういう素晴らしいところがあるけれども、こういう点は玉に瑕だ」という具合に、完全な白でもなければ完全な黒でもないという、いわばグレーの存在として人間をみるというものである。そしてここには他者についての見方のみならず、自分自身についての認識も含まれる。しかるにここでいう同一性拡散とは、良いイメージと悪いイメージのような自他の矛盾した諸側面が十分に統合されず、バラバラなまま残存しているといった特徴を指す。精神病に対して境界例では、自他の境界は一応の完成をみているが、同一性は拡散したままで、「良い自己」と「悪い自己」、同様に「良い対象」と「悪い対象」の統合は未だなされていない。これが神経症の水準になると、そこではようやく自他の区別、そして「良い」と「悪い」の統合の双方が、共に確立していることになる。

次いで分裂（スプリッティング）とは、やはり精神分析の用語であるが、上述のように対象を「白か黒か」のいずれかに分割する傾向のことを指す。精神病以上に境界例においてより活発に用いられる心理的な機制であり、全ての対象は「正か邪か」、「善か悪か」、「好きか嫌いか」などのふた色に区別され、その中間がないという性質をもつ（野上、一九八一）。対象に結びついた経験、知覚、情動のそれぞれを、互いに良いものと悪いものとに積極的に分離してしまう行為であり、結果的に対象を全て良い（理想的）と感じるか、全て悪い（迫害的）と感じるかのどちらか一方に極端に傾いてしまうことになる（Kernberg, 一九八〇）。「良い友人 good friends」か「悪い敵 bad enemies」かの二者択一と言い換えることもできるだろう（Kernberg, 一九九五）。「良い対象」と「悪い対象」が統合に向かうと、「悪い対象」を悪しざまにしていた「悪い自己」までもが意識化されることとなる。特に境界例の場合、それを受け入れられないが故にこそ「良い」と「悪い」とを積極的に分裂させ、そうすることでさらなる混乱に陥るのを防ごうとしているのだと理解されている（岩崎、一九八一、Kernberg, 一九八四、森・桑原、二〇〇四）。

再びアンビヴァレンスについての説明に戻ろう。イギリスの小児科医で精神分析家のウィニコット Winnicott は、人間の心的健康度を同一対象に対するアンビヴァレンスに耐えうる能力によって規定されるととらえた（Winnicott, 一九八九）。これは先のアブラハムに近い見解といってよいだろう。続いて日本の田中・安斉であるが、これは今までのまとめのような感じである。「神経症者とは、アンビヴァレンスに違和感を感じている人であり、その違和感にこだわっている人である。一方自我が未分化で、神経症よりも病理の重い境界例水準の患者にとっては、アンビヴァレンスを体験すること自体が困難である」（田中・安斉、二〇〇四）。なおアメリカの精神分析家カーンバーグ Kernberg は、境界例の治療の文脈でアンビヴァレンスに言及した。彼によると、境界例の治療においてアンビヴァレンスの体験と統合はその最終期に位置づけられ、この時期に至ってようやく患者はさまざまな場面でアンビヴァレンスを体験できるようになる。そしてそれに伴って葛藤を内面に抱えておけるようになり、最終的にはその解決を待つことができるようになるという（Kernberg, 一九九二）。「同じ一つの対象に愛と憎しみが向けられていたことに自ら気づくことで、自分についての理解と他人についての理解が等しく深められていく。…（中略）…愛と憎しみの統合は、情動の深まりと成長をもたらし、自己意識と他人への共感能力の深まりをもたらす」（Kernberg, 一九八〇）。また精神療法の分野で著名な日本の神田橋も、やはり治療との関連でアンビヴァレンスに触れている。「対象に対するアンビヴァレンスは全ての人に備わっている感情態度である。いわゆる健康度の高い人は、そのアンビヴァレンスを何とか上手に処理しているから表に見えないだけである。つまりアンビヴァレンスがないように見えるのは見せかけにすぎない。この見せかけを維持し続けるには多少の労力が必要であり、境界例では長続きがしない。無理を続けるほど、破綻した後の揺り戻しは患者自身にとって破壊的なものとなる。したがって、患者がある対象に両価的でない関係を作っているのを見たら直ちにその欺瞞性を究明し、アンビヴァレンスを洞察するよう患者を導くのが治療者の務めである」（神田橋、一九八一）。

Ⅳ　二重拘束（ダブルバインド）

ここ十年ほどで、自衛隊は筆者のような臨床心理士を数多く採用してきた。こうしたことにも見られるように、自衛隊におけるメンタルヘルスに関わる機関や相談窓口の充実ぶりには目を見張るものがある。いうなれば、先の二つのメッセージのうちでは、メッセージＢの側の流れがきわめて強力に推し進められてきたとの印象が強い。このことの背景にあってその原動力となっているのは、「精神的な不調に陥る隊員をできるだけ減らしたい。あまつさえ組織のなかで自殺者は絶対に出したくないが、万が一出てしまったらどのようにしたらよいだろうか」という不安であろう。しかしながら一方では、「メンタルヘルスということがあまりに強調されすぎると、自衛隊員として必要な精強さや強靭さが損なわれてしまうのではないか」という心配や危惧も当然のごとく存在しているであろう。したがって最近になって「心の強靭化」ということが謳われるようになったのは、メッセージAの側への揺り戻しであって、全体的な流れのなかで必然的に生じてきたことといえるのかもしれない。しかしながら、こうしたメッセージを受け取る組織内部の個々の職員の立場に立った場合には、自らが所属している組織そのものの発するメッセージが両価的であり、その時々で二つの異なるメッセージを受け取っている、ということになるであろう。「自衛隊員たるもの、常に精強であれ、強靭であれ」というメッセージAに従うならば、時に周囲に助けを求めることは難しくなってしまう。一方で、「時には周囲に助けを求めてもよいのだぞ」というメッセージBに従えば、常に精強・強靭であれという期待には応えることができなくなってしまう、というわけである。このような状況を俯瞰的にとらえてみるならば、個々の隊員はどちらの要求をも同時に満たすことはできないという、二重拘束的な状況に置かれているといえるのではないだろうか。

二重拘束（ダブルバインド double bind）とは、相矛盾する二つの異なる水準のメッセージが同時に表明され、これを受け取ったものがこの矛盾を指摘することを許されず、しかもなんらかの応答をしなければならないといった拘束状況を指す（鈴木、一九七八）。あるいはレベルの異なる、しかも矛盾し合う二様のメッセージに絶えず晒され、その矛盾を指摘したり、そこから逃れたりすることができないような状況とも定義される（菊池・高江洲、二〇〇四）。本質的に複数のレベルでのコミュニケーションを意味し、あるレベルでの明白な要求が、他のレベルではひそかに無視されたり、あるいは否定されたりする状態である（亀口、二〇〇四）。

二重拘束の概念の提唱者である、イギリス出身の人類学者ベイトソン Bateson ら（一九五六）は、入院中の息子に会うために母親が病院を訪れたという状況を想定して、以下のような例を挙げている。

彼は母親に会って嬉しくなり、手をとっさに母親の肩に回した。すると母親は肩を強張らせた。彼が手を思わず引っ込めると、母親は「お母さんが嫌いになったの？」と尋ねた。彼は赤くなった。すると母親はいった。「まあ、すぐにそんなにまごついたり、自分の気持ちを恐れたりするのはおよしなさい」。

この母親のコミュニケーションには、二つの異なる水準、つまり言語と非言語における矛盾した一連のメッセージが含まれていることが明らかである。はじめの「母親は肩を強張らせた」という非言語的コミュニケーションから息子が受け取るのは、母親を愛していることを示すと母親との紐帯が損なわれてしまうというメッセージであろう。一方、次の「お母さんが嫌いになったの？」という言語的なコミュニケーションから息子が受け取るのは、母親を愛していることを示さなければ母親からの愛を失うというメッセージであり、これは息子にしてみれば、母親への愛を示しても示さなくても罰せられる状況であるということができる。そして最後の「まあ、すぐにそんなにまごついたり、自分の気持ちを恐れたりするのはおよしなさい」というくだりは、この矛盾に目を向けることも、そこから逃げることも許されない状況であることを示している。

以上のような体験によって子どもにもたらされるものは、相手の真の気持ちを識別することが不能になることだけでなく、自分自身の気持ちの認識も不能となることであり、この点に重大な病因的意義があるとされている（牧原、一九七九）。そしてこの二重拘束説は、母と子のような二人一組の関係にその雛型があると考えられているが、その後親子関係や夫婦関係を含む家族間の関係、友人関係、職場での対人関係、治療者と患者の関係などにおいても同様に、こうした二重拘束的な状況は生じうると考えられるようになった。

たとえば、日頃口では部下に対して「何かあれば積極的にカウンセリングを活用するように」といっておきながら、いざある部下が利用しようとしたところ嫌そうな態度を示したり、病気休暇や休職を経て職場復帰をしようとする職員に対して、ある人たちは好意的であるが別のある人たちは非好意的であったりするなどのことがあったとすれば、これに当てはまるだろう。またベイトソンの共同研究者であったウィークランドWeakland（一九六〇）は、二重拘束説を三者の相互作用に適用した。それは以下のようなものである。まず父親と母親が矛盾したメッセージを子どもに対して送ることで、二重拘束的状況が作られる。次いでこの矛盾を否定するような、「お父さんとお母さんの意見は一致しているのだ」という意味のメッセージが発せられ、先の二重拘束的状況とその否定という、新たな二重拘束が出現する。そしてまたさらに、その否定がなされる……といったように、理論的には無限に、雪だるま式に二重拘束的状況が生み出される。

こうしたことを、次のような場合を想定して考えてみることにしたい。それは職場におけるストレスチェック制度に関連して、「チェックに引っかかったら医師による面接指導の対象者になってしまうので、ストレスがたまっていないような結果になるよう、調整して回答するように」という圧力を上司からかけられている、といった状況である。これはかなり極端な例をあくまでも想定として挙げたのにすぎないが、万が一そのようなことがあった場合、そうした行為はそれ自体が「悪い対象」に対する原始的な否認とも考えることができ、きわめて境界例的な事象といえる。ストレスチェックそのものについて職場全体として発している表向きのメッセージは、その組織に属する個々人によるセルフケアに役立つよう、その一環として受検するように、といったものであろう。仮にメンタルヘルス上の問題が発生した場合にあっても、なるべく早い段階でそのことに気づき、その後の適切な対応につなげるためのもので、そうすることが結果的にはその職員自身を守ることにもなるのであるから、個々の職員には率直に回答することが求められているといえよう。一方で、「ストレスがたまっているという結果にならないよう、調整して答えるように」という圧力が発しているメッセージは、次のようなものではないだろうか。「カウンセリングに行ったり精神科を受診したりするのは心が弱い人間。社会人たるもの、大人たるもの、弱さを出してはいけない」、「うちの職場に心の弱い人間がいることなど許されない」、「たとえ不調を感じていても、ありのまま正直に回答してはならない」。したがって、片や率直に回答することが求められている一方、他方では「正直に回答してはならない」という点でこれら二つのメッセージは明らかに矛盾しており、あるレベルでの要求がほかのレベルでは無視されたり否定されたりしているという、二重拘束的な構造を呈しているといえる。ここで、先に挙げた二重拘束説の三者の相互作用への適用を、再度示してみよう。

　まず父親と母親が矛盾したメッセージを子どもに対して送ることで、二重拘束的状況が作られる。次いでこの矛盾を否定するような、「お父さんとお母さんの意見は一致しているのだ」という意味のメッセージが発せられ、先の二重拘束的状況とその否定という、新たな二重拘束が出現する。そしてまたさらに、その否定がなされる……

以上のうちで傍線部、すなわち「次いでこの矛盾を否定するようなメッセージが発せられ、新たな二重拘束が出現する」といったくだりが意味しているのはどのようなことであろうか。「調整して答えるように」といわれた、という事実に対し、はじめからそんなことはなかったかのように扱われた、組織は見て見ぬ振り、などとその職員が感じるような事態がその後に生起したとするならば、それこそは二重拘束的な状況それ自体の否定といえる。これは、当該の上司個人に対してのみならず、職場という組織全体に対する不信感につながるという点で、その職員にとっては圧力をかけられたという事実そのもの以上に、外傷的な体験になりうるだろう。組織が抱えるアンビヴァレンスの両極間の分裂、スプリッティングが激しくなればなるほど、それだけ個々の職員は二重拘束的な状況に追い遣られることになる、ということができよう。

Ⅴ　闘争 - 逃走反応

ここまで触れてきたような二重拘束状況の行き着く先を、闘争 - 逃走反応 fight-flight response によって説明することを試みたい。闘争 - 逃走反応とは、アメリカの医師で生理学者のキャノン Cannon（一九二九）がその著書のなかで提唱した概念であり、生体が何らかの危険や緊急事態に直面したときに生じる交感神経系の活動亢進と、副腎髄質ホルモンの分泌増加を中心とした生理的反応であり（青山、一九九九）、闘争あるいは逃走によって自らの生存可能性を高めようとする本能に根差す、心身の準備状態を指す。

相矛盾する二つの異なる水準のメッセージが同時に表明され、これを受け取ったものがこの矛盾を指摘することを許されず、しかもなんらかの応答をしなければならないといった拘束状況

これは先に示した二重拘束の定義を再掲したものであるが、このうちの「矛盾を指摘することを許されず」という破線部分はファイト fight、すなわち戦うことが許されないということを象徴的に表しているといえるだろう。次いで「なんらかの応答をしなければならない」という波線部分はフライト flight、すなわち逃げることも許されないということを表しているであろう。結果として進むこと（すなわち闘争 fight）も、退くこと（すなわち逃走 flight）もできず、どちらの方向にも行けずに丸腰のままその場で身動きが取れなくなるのであり、これこそが二重拘束の行き着く先と考えられる。アメリカ出身の人類学者ヤング Young（一九九五）はこれを、第一次世界大戦における兵士の戦争神経症、今日でいうところの心的外傷後ストレス障害（ＰＴＳＤ）に関する言及のなかで、「塹壕や掩体の中にうずくまり、来る日も来る日もたえまない砲撃を受けている兵士のイメージであり、砲弾が炸裂すると生きながら埋葬される兵士たちのイメージ」として描き出している。

また先のキャノンはそのキャリアの晩年、未開社会において共同体のなかで孤立させられ、戦うことも逃げることも許されないような状況に置かれた人が突然死に至る、ヴードゥー死 voodoo death と呼ばれる現象の謎に迫った。彼は、呪文や魔法にかけられたり黒魔術を使ったかどで忌み嫌われたりなどしたためにその共同体において孤立した人が、激しい怒りや恐れの感情で満たされ、闘争‐逃走反応に該当する生理的変化

が生じて身体的には戦ったり逃げたりするための準備状態に置かれているにも関わらず、それを実際の行動に移すことができずにいたならば、消耗の果てに遂には死という悲惨な結果が招かれたとしてもおかしくはないと考え、その死に至るプロセスを医学的見地に基づいて考察した（Cannon, 一九四二）。

なお闘争‐逃走反応の概念はその後、霊長類を対象とした動物行動学的研究の成果に基づいて補完及び再整理され、凍結‐逃走‐闘争‐驚愕反応 freeze-flight-fight-fright response とするのがより包括的で、反応の発現順序としても正確であると見做されるようになった（Bracha et al., 二〇〇四）。すなわち、生体は何らかの危険や緊急事態に直面した場合、凍結ないし過覚醒反応 hypervigilance（「止まれ、見ろ、聞け」という具合に極度に注意深く警戒ないし用心する反応）に続いて逃走することで難を逃れようとするが、どうにも疲れ果ててしまったところでやむなく闘争が試みられる、というのである。最後にくるのが驚愕ないし緊張性不動状態 tonic immobility で、これはいわゆる死んだ振り playing dead に該当する。人間にとってもこれは、逃げ果せる可能性がないと判断されたり、戦ったとしても勝ち目がないと判断されたりしたような場合においては生存の可能性を少しでも高めるための適応的な反応と考えられている。しかし本当に生き延びられるかどうかは一か八かの賭けのようなものだろう。はっきりとした抗議の声を上げること（fight）もなく、かといって状況から逃れること（flight）もできず、誰にも相談することなく独り自殺を遂げる人の例にみるように、戦うことも逃げることも許されない状況というのは象徴的な意味において、あるいは実際に、人を「死」に追い遣るといえるのではないだろうか。

Ⅵ 二重拘束、両価性、そしてメンタルヘルスをめぐる二つのメッセージ

二重拘束説においては、コミュニケーションには二つの水準があるといわれている（大森・倉持、一九八一）。一つは、言葉として文字通り発せられたままのレベルを指す。もう一つは、その言葉が実際にはどのように理解されるかというよりメタ的なレベルを指し、これはそのメッセージが発せられた際のイントネーション、口調、まなざし、表情、態度、姿勢、ジェスチャー、ふるまいといった非言語面の情報に加え、そのメッセージが発せられた背景、文脈、状況、脈絡や前後関係といったものからの影響を受ける。

ここで再び先の二つのメッセージに戻ると、職場組織において「時には周囲に助けを求めてもよいのだぞ」というメッセージBがたとえどれほど強調されたとしても、その背景では常に、よりメタ的な水準において「日頃からレジリエンスを高めることにより、精神的な不調に陥ることのないようにせよ」というメッセージAの方がさらに強い力を保ち続けていたとしても無理はない。特に自衛隊のように精強であること、強靭であることに最大級の価値が置かれるような組織にあっては、メンタルヘルスというもの自体に対する構えが両価的な性質を帯びていたとしても、それはむしろ当然の避けがたい事態なのだといえるだろう。他方、両価性の双方の極を内に抱き続けていることからくる心の据わりの悪さに由来して、「メッセージBをいっその事切り捨ててしまいたい」という欲求に駆られたとしても、どこか後ろ暗さを覚えるが故にそれもでき切らないということもまた、生じうるだろう。しかしながら、仮にメッセージAのみが前面に押し出されてメッセージBが完全に黙殺され、弱い人間はいらない、腐った果実は捨てるのだといったメッセージが公然のものとなり、問題、あるいは問題を抱えている人間は組織からスプリッティング、すなわち切り離して排除す

ればよいといった事態に仮に陥ったとするならば、それはそれで組織としては実は境界例的な脆弱性を孕んでいることになるといえるのである。一方で、組織のなかにあってメンタルヘルスに関するサポートを提供する支援者の側が、メッセージAが個々の職員に対してもつ重みを等閑視するような態度によって彼らに関わった場合には、知らず知らずのうちにかえって彼らを二重拘束的な状況に追い詰めることになる危険性を秘めていることにもまた、留意しておく必要があるだろう。ある問題について葛藤したり悩んだりするのは真っ平御免とばかりに、アンビヴァレンスの両極のうちの一方のみに偏り、そこにそぐわない見方は悉く排除するという姿勢を取ることにすれば、一見したところ問題がきれいさっぱりなくなったように感じられ、それ以上その問題について葛藤したり悩んだりする必要がなくなるため、主観的にはその方が居心地良く、楽だと感じられるかもしれない。しかしそれは錯覚にすぎないのであるから、こうした誘惑には絶えず警戒しておかなければならないといえるだろう。筆者自身、何かの問題に直面して葛藤に見舞われた際には、曖昧な状況下で葛藤を葛藤のまま抱えておくことには苦痛が伴うため、白か黒かをはっきりさせてきれいさっぱり問題を解決し、すっきりしたいという誘惑にしばしば駆られる。しかしそれが、アンビヴァレンスの両極のうちの一方の単なる排除になっていないかどうかについては、自問する必要があると日頃から感じている。

Ⅶ　結　語

ここまで、職場組織における支援者としての立ち位置から考察を重ねてきたが、現時点での筆者なりの結論は以下のようである。それは、支援者自身を含む組織そのものがメンタルヘルスという対象をめぐるアンビヴァレンスに対して境界例的な心性に陥るのを防ぐために、必要な働きかけを随時行っていくこと。組織がメンタルヘルスにまつわる葛藤を抱えておくことができない、すなわち両価的な態度・感情・思考を体験することができずにいるようなら、そうした事態を敏感に察知し、両価性の一方の極のみが存在することが許されるような事態に本格的に陥る前にその芽を摘むこと。一方でアンビヴァレンスの完全な解決という恐らくは辿り着くことの不可能な理想を追求するのでもなく、職場組織にあっては組織全体がメンタルヘルスにまつわるアンビヴァレンスに違和感を抱いたり、その違和感へのこだわりを覚えたりしたとしても、それはむしろ当然の避けがたい事態なのだとの認識を、支援者自身がもち続けること。同時に組織の側も、矛盾の存在を否定することなく、そのような葛藤を葛藤のまま抱え続けていられることができるように働きかけていくこと。以上のようにすることで、個々の職員が追い込まれがちな二重拘束的な状況についてもそれらをすっかり解消させるまでには至らなくとも、幾らか緩和させることはできるのではないかと考えられるし、そのようなことが職場におけるレジリエンスの強化、ひいてはメンタルヘルスの向上に、微力ではあっても貢献することを可能にするのではないだろうか。

自衛隊員の服務の宣誓には、「事に臨んでは危険を顧みず、身をもって責務の完遂に務め」という一節がある。したがって個々の隊員自身の側も、「常に精強、強靭であらねばならない」というメッセージAをわが物としていることが多いといえる。しかし、「周囲に助けを求めることも時には必要なのだ」というメッセージBを一人一人の隊員自身が完全に否定するとしたら、それはメッセージAが呪縛となり、心の内にかえって脆弱性を抱えこむ危険性を来すことにもなりかねない、といえるだろう。「心は鍛えられるのか」というそもそもの問い自体、あるいは「もし本当にできるのであれば、それはどのような方法によって目指すことが可能か」という問いについての検討は、今回述べたような私見の上に初めて成り立つものではないかと考えられる。先にも触れたウィニコットからの引用をもって、本章の結びの言葉としたい。「アンビヴァレンスとは、たとえばある男の子が、彼の父親の妻に恋をしているがために、自らが愛し信頼している父親を憎み、殺したいと思い、そして恐れていることに気づいた時のようなものである。家族が損なわれていないが故に、情緒的にも身体的にも正しくこの発達段階に到達することのできる男の子、そしてまた、まず第一には彼がよく知っている彼自身の二人の親――さまざまな考えに耐性があって、子どもの愛と憎しみによってもたらされた愛情を巡っての緊張状態を恐れる必要がないほど、お互いの仲が十分に信頼できるものである、そういう両親――の下で、こうしたやっかいな局面を切り抜けることのできる男の子は、幸せで健康である」（Winnicott, 一九八八）。

利き手とは反対の手でサインしてみると

あなたの利き手はどちらですか？　当然のことながら、右利きの方が多いことでしょう。それでは紙と鉛筆を用意して、そこに利き手とは反対の手で、ご自分の名前を書いてみて下さい。そしてそのとき、自分のなかに湧き上がってくるあらゆる体験にしっかりと注意を向けてみて下さい。

いかがでしたか？　普段何気なく書いている自分の名前でも、反対の手で書くというだけで途端にぎこちないものになり、何とか運筆をコントロールしようとしてもなかなか難しかったのではないでしょうか。そして書き上がったご自身の名前を見て、どんな感じがするでしょう？自分自身が書いたものとは認めたくないような、いびつで不恰好なサインかもしれません。これは普段達筆な人ほど、余計にそうかもしれませんね。でもそれは間違いなく、あなた自身の身から出たものです。

当初フロイトの弟子であり、後に離反して分析心理学という独自の学説を発展させたスイスの精神科医ユング Jung は、「そうなりたいという願望を抱くことのないもの」をして影 shadow と名づけ、概念化しました。実体あるものが必ず影をもつのと同じように、人格にもいわば光の側面と影の側面とがあり、光が強ければ強いほど、影はより暗く、そして濃くなるというのです。身近なところでは、たとえば職場など身の周りにいる虫が好かない人は、ことによると自分の影を体現しているのかもしれません。また、かのジーキル博士とハイド氏の物語には、一人の人間の光と影の分裂が辿る悲劇を見て取ることができます。

これまで否定的にとらえていた生き方や考え方のなかに肯定的な側面を認め、それを意識のなかに取り入れていく、つまり影を否定せずに自ら背負い、自分自身のものとして統合していくこと。——言うは易く、その上これはどこかに最終的なゴールがあるようなものでもない、決して到達し終えることのない理想ではあるのですが、ユングはこのような影の統合を、精神的な健康や成熟に至るプロセスの一つとして、非常に重視したのです。

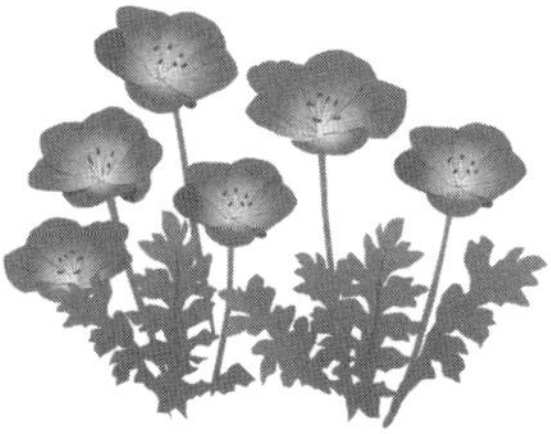

第８章　組織と心の強さ

近年、レジリエンスの研究が盛んに行われている。しかし、どこに焦点を当てるかによってとらえ方はさまざまで定義も数多く存在する。

個人の能力として定義されているものから回復するプロセスとしてとらえているもの、その背景も虐待、病気や障害、災害からの復興等かなり広範囲の領域である。

そもそも、人類がここまで進化してきた過程のなかにもレジリエンスは存在する。強い敵から身を守り、幾度となく戦争を繰り返し、災害に遭遇してもそこから復興してきた。人類はあらゆる困難を乗り越え、生き延びてきたのである。わが国もまた、長い歴史のなかで、敗戦から復興し大きな災害を乗り越え今日に至っている。

レジリエンスは単なる心だけの問題ではないといわれるように、「心の強さ」を考えるとき個人の乗り越える力や「心」だけで考えることは難しい。

筆者は陸上自衛隊で、心理幹部という現場のメンタルヘルスの担当として、部隊のメンタルヘルス教育等の啓発教育や現場対応を行ってきた。所属した部隊のなかで、海外に派遣される隊員やその家族の心理的支援、東日本大震災では原発対処として原子力発電所への地上や空中からの消火活動、不測の事態に備える部隊への支援を行ってきた。

彼らは命がけの任務に向き合うために、日々厳しい訓練を行い、強くあることを目指している。本章ではこのような隊員が所属する部隊の心理幹部として経験したことを踏まえ、あらためて「心の強さ」を考えてみたいと思う。

Ⅰ　部隊が目指す「心の強さ」とは

筆者は現場のメンタルヘルス業務を担当してきたなかで、「隊員を強くするにはどうしたらいいか」という問いを何度となく投げかけられてきた。

自衛隊は組織も個人も強くありたいと常々考えている。それは、あらゆる事態や任務に直面した際に、任務を完遂することが我々に課せられた使命だからである。さらには有事となった際、武器をもって戦い、国民を守るために存在している。要するに、戦いに勝利することが求められるのである。

このように大きな使命を負った私たちは、あらゆる場面で恐怖や不安というストレスを克服し、任務を完遂しなければならない。一時的に大きなストレスによって影響を受けた場合においても、いち早く回復し、任務に復帰しなければならない。

筆者が担当していた部隊には、全国から選抜された者のみが所属できる部隊もあり、身体的にも精神的にも屈強とされている隊員が大多数を占めていた。いろいろな意味合いはあるが、陸上自衛隊のなかでも「強い」と評価される集団である。

その「強い」と評価される彼らが求める強さとは何か？　周囲がイメージしている「強さ」とは、何を表わしているのだろうか。

自分たちの強さや弱さに目を向けることなく、やみくもにストレスに頑強に立ち向かう強さ（ハーディネス）を求める者もいれば、弱さに気づいているからこそ克服して強くありたいと願う者もいる。本来任務である「戦う」状況をイメージして、戦い抜くために必要な強さを求めている者もいる。部隊のなかにメンタル不調者を抱え、精神的に病的な状態になることを予防したり、回復させたりすることに注目していることもある。

わが国においても近年、メンタル不調を来し苦しんでいる人は数多くいる。ここ十年くらいかけて減少してきたものの、現在でも年間二万人を超える人が自殺で命を失っている。これは自衛隊も同様で、増減を繰り返してはいるが、ある一定数自殺が発生している。

多くの自殺は複数の要因が影響しあった結果、うつ状態という病的な心理状態に陥った末に発生するといわれている。

私たちは日常、何らかのストレスに曝されている。それらのストレスを上手に跳ねのけたいと思うのも当然であり、影響を受けた場合においてもそこから早く回復したいとも思っている。そのために心を強くしたいと願っているのであろう。

強いイメージの自衛官であってもそれは例外ではない。時折、「自分はストレスを感じない」、「ストレスとは無縁だ」という隊員もいるが、それはストレスと正しく向き合っていないだけである。ストレスと向き合うことを避けた結果、ストレスの影響による変化や不調に気づかず、対処が遅れてしまうこともある。

「心の強さ」といっても、求めるものは立場や視点によって異なっているようだ。

陸上自衛隊は人が最大の戦力であり、いざ有事の際は憂いなく任務に当たらなければならない。常に良好な状態を維持しておく責務がある。そうでなければ大切な国民を守ることはできない。

部隊に必要な強さとは、単に病気ではないということだけではない。決してハーディネスのように壊れないという強さでもない。自衛隊という組織に限定していうならば、任務を基準としてあらゆる困難を克服し、任務を達成できる力ともいえるのではないだろうか。

そうすると、個人の心の強さだけで考えることは難しく、組織としてどう強さを手に入れていくのかという視点も必要になってくる。

個人の心の強さを考える際に、たとえば、ロボットのように何も感じないことを求めても手に入れることはできない。そもそも自衛官という肩書を外せば普通の人間である。恐怖も感じれば不安もあるし、それを克服したいと思っているのである。恐怖を感じないような「心の強さ」など手に入れることは到底できないのである。

しかし、自衛官という鎧を着ることによって強くなることもできるのかもしれない。恐怖や不安を感じながら、ストレスを受けながらも行動できることこそが自衛官に求められる強さなのかもしれない。一時的にストレスの影響を受け、身体が動かなくなることもあるだろうが、対処してそこから素早く復活し戦力として復帰できることも強さであると考える。

彼らが望む「心の強さ」とは、イメージが異なるかもしれないが、逆境に屈しないことだけが「心の強さ」ではないことも理解しておかなければならない。

Ⅱ　心を強くするための取り組み

陸上自衛隊は、強靭な部隊及び隊員を育成するためにさまざまな施策に取り組んでいる。取り組んでいることを紹介しながら、さらに「心の強さ」というものを考えてみる。

１　厳しい訓練等による強さの獲得

これまでにも部隊は日々厳しい訓練を行っていると述べてきたが、訓練を繰り返すことで、やるべきことを身体に学習させ、自動的に行動できるよう訓練している。反復して訓練を重ねることで、自身の身体を思うようにコントロールできるようになり、行動することに対して冷静さや自信が備わってくる。万が一、任務の際に頭が真っ白になってしまっても、何も考えずに身体を動かすことができる。また、負荷をかけて訓練をすることで、あらゆる状況に「慣れる」という効果も期待できる。また、あらかじめ想定されることは全て予測したうえで訓練をしておくことも、あらゆる事態に対処する準備であり、冷静に向き合うことが可能になる。要するに、想定内の幅を広げておくのである。

しかし、気をつけておかなければならないこともある。訓練は厳しい方が効果が高いと考えがちであるが、厳しければいいかというと、そうではない。

厳しい訓練も内容ややり方によって、効果がある面とそうではない面があるということだ。よく、厳しい訓練であえて失敗させるやり方をすることがあるが、このやり方は注意が必要である。自信をつけるために訓練をするのに反して、ただ失敗させ、否定的なフィードバックをするだけでは、自信を失い気持ちを萎縮させ、行動を躊躇させてしまう。また、それぞれ体力にも精神面にも個人差がある。適正な負荷のかけ方を考慮せずにやみくもに厳しすぎる負荷をかけ続けると、それ自体が苦しいトラウマ体験となる例も少なくない。

効果的な負荷のかけ方や自信を獲得できるようなフィードバック等をよく考慮しなければ、重要な局面でより危険な状況を招きかねないのである。

2　「心の強さ」に関わる能力やスキルを個人が高める取り組み

個人の心の強さを強化することも大切である。厳しい訓練の他に、心を落ちつけたり、ストレスをコントロールする知識や技術を身につけさせることにも取り組んでいる。

方法はさまざまで、たとえば、呼吸法のように呼吸に意識を向ける方法や、筋弛緩法や動作法のように身体に意識を向ける方法等、さまざまなアプローチがある。また、考え方やとらえ方に注目する方法もある。どれも決して間違いではないし、科学的根拠に基づき、正しいやり方で継続することで効果は得られるであろう。

しかし、ここでも注意しなければならない点がある。一つには、スキルを身につければ単純に心が強くなっていくと誤解されることが多いということである。確かに習得することで、ストレスコントロールができるようになり、ポジティブな感覚を得やすい。個人としては、ネガティブな面を克服し、少なからず「心の強さ」を手に入れることができるだろう。

しかし、多くのレジリエンスの研究でも明らかになっているように、心の強さは個人のスキルや能力だけでは計れないということである。そもそもの健康状態、社会的関わり、環境等幾つもの要素が影響しあって、強さを手に入れることが可能になるのである。個人の能力やスキルを上げる努力だけで、組織としての、本当の意味での心の強さを手に入れることは難しいことを理解しておかなければならない。

もう一つは、前述の内容と関連しているが、どれだけ個人の能力やスキルを向上させても、組織の基盤が磐石でなければ、手に入れた強さを発揮することは難しいということである。

家を建てる際に、どれだけ立派な家を建てようと、基礎がしっかりしていなければ、家そのものに不具合が出やすいし、地震が起きた場合には被害も大きくなってしまう。心の強さも同じではないだろうか。

組織として「心の強さを手に入れる」ことを考えるとき、多くの場合、個人の能力やスキルにだけ目が向けられてしまい、訓練や対処スキルだけを強化してしまう。そして、それらを個人が獲得することで安心してしまう。

確かに、個人が能力やスキルを向上させることは重要である。しかし、特に陸上自衛隊では、個人で任務に当たるわけではない。集団となった際に、一〇の力をもった個人が一〇人集まればその力が一〇〇になるかというと、決してそうではない。そう単純ではないことも、容易に理解できると思う。スポーツでも同じように、スター選手が集合していても試合に負けてしまうこともある。一〇の強さをもった個人が集まっても、一〇の力を発揮できないこともあるのだ。

そこで、次に組織として、強さを手に入れるためにどう取り組むかについて考えてみたい。

3　心の強さを手に入れ、維持させるための組織のシステム

組織が個人の強さを最大限発揮させ、組織として戦力を可能な限り維持できるためのシステムとはどのようなものか。

日頃のストレスに対してであれば、個人の能力やスキルを向上させることを重視した取り組みは、効果が高いと思われる。しかし、自衛隊の任務に立ち返ると、災害派遣の現場では過酷な環境のなかで活動し疲労するであろうし、凄惨な現場を目の当たりにして心を傷めることもある。戦場においては、命の危険に曝されるのである。強い心を手に入れることができていたとしても、戦闘ロボットでもない限り、一時的に疲労したりストレスの影響を受ける可能性は高いのである。その際に、素早く対処して任務の現場に復帰させることができるシステムを準備しておくことが有効であると考える。

戦場で戦う兵士は、命の危険に曝され、敵だけでなく、自身の恐怖や不安とも戦っている。動物としての本能的な部分で危険を感じとり、生き延びるために、心と身体にあらゆる変化を起こさせ身を守ろうとする。そのため、震えや硬直で身体が思うように動かなくなったり、耳が聞こえない、話せないといった反応を来すことがある。負傷を負ってもいないのに、戦闘不能となってしまうのである。第３章でも触れたが、このような状況になった際、軍隊においては大量発生や自信を失わせて症状を悪化させることを避けるため安易に後送することはしない。できるだけ部隊や仲間の近くで短時間の休息を与え、回復が見られればすぐに仲間の元に帰すのである。一見、非人道的な対処のように思われるかもしれないが、戦場での原則に従って対処するのである。だからこそ、個人は自分たちに起こりうる反応をよく理解しておかなければならないし、組織は対処できるシステムを準備しておく必要がある。

外国の軍隊には、戦場に共に派兵されるメンタルヘルスの専門家や部隊があり、適切に対処している。また、米軍においては、派兵される前から帰還後のケアまで、家族を含めた包括的なシステムがある。

しかし、自衛隊においては末端の部隊に常に専門家がいるわけではない。だからこそ、隊員の心を守るシステムが機能するよう、普段から準備しておくことが必要なのである。

隊員がストレス下で自分に、どのような反応が起こるのか、そのときどう対処するのかを理解させることも重要である。適宜教育しいつでも個人で対処できるように準備させることが必要である。併せて、先述した個人のストレスに対処するスキルを高める教育や、部隊で継続できるシステムを作っておかなければならない。

平素であっても任務遂行の現場であっても、ストレスによる影響が発生したら、適切な方法を用いて、対処できるシステムを構築しておく。専門家だけに頼るシステムではなく自分たちのストレスの問題に、自分たちで向き合い対処できるシステムが必要だと考える。

活動や任務の現場に常に専門家がいるわけではなく、たとえば戦場であれば、そこには戦っている部隊しかいない。戦場で負傷した場合、まずは自分たちで止血をしたり包帯を巻いて対処するのと同じように、心もストレスによって傷を負ったら、現場で、自分たちで対処できる機能をもたなければ、対処を間違った結果部隊全体を戦闘不能に陥らせてしまうこともありうるのである。

これは、戦場だけに限らない。メンタル不調を来した場合、専門家に相談することは重要である。しかし、専門家だけが扱う問題ではない。ストレスに関することも現場の隊員自らが自分たちの問題として、向き合う姿勢がなければ、心の強さを手に入れることはできないのである。

組織のシステムは、これだけではまだ足りない。たとえば日頃の人間関係や職場環境、家族との関わりや家族への支援、健康管理等全てが包括的に検討されてこそ、ようやく心の強さにつながると考える。

以上は陸上自衛隊という組織特有の、心の強さの取り組みのように受け止められるかもしれない。しかし、これらは多くの一般の組織にも当てはまることである。なかでも心を鍛えるために必要なことはスキルの習得や負荷をかけることだけではないのだということを、あらためて強調しておきたい。

Ⅲ　他者とのつながり

前節で日頃の人間関係について触れたが、ここでは他者とのつながりという側面から心の強さについて考えてみたい。

ここで注目したいのは、組織における単なる人間関係の良し悪しを問題にしているわけではないということである。

果たして、今、自分の周りの同僚と一緒に命がけで目的に向かうことができるだろうか？

前節で紹介した部隊では、多くの隊員が目的（任務）を達成するためには命をかけることも厭わない、当たり前であるとすら考えている。自衛官であれば、多くの隊員がそう感じているのではないだろうか。

「この指揮官の下で戦うのであれば命をかけられる」「仲間や大切な人を守るためであれば自分の命すら惜しくない」という隊員の話を聞くことがある。自衛官は任務遂行に際しては命の危険に曝される。しかし、彼らは一人で戦うわけではない。そのとき、共にいる仲間と命をかけられるかということは彼らにとってきわめて重要なことである。

日常において、ストレスの影響が人間関係に現れることがある。災害派遣や海外派遣の現場でも、疲労やストレスの影響により、一時的にギスギスしてしまうこともある。しかし、根底に信頼関係や目的を達成するために必要な精神的つながりがあるからこそ任務が完遂できるのではないだろうか。

よく「同じ釜の飯を食べた仲」という表現があるが、多くの隊員が入隊して集団生活を経験し、訓練や災害派遣等で長期にわたり寝食を共にする。もしかすると多くの陸上自衛官は、家族よりも長い時間を仲間と過ごしているのかもしれない。

日常においては、さまざまな問題が起きる人間関係も、訓練や災害派遣の現場では、仲間の力を集結し一致団結して乗り越える力をもっている。一人の力は小さいかもしれないが、団結することで人数分以上の力を発揮することになる。

これまで筆者は多くの隊員の相談を受けてきたが、専門家の力も、仲間の力には敵わないと感じさせられることが多かった。ある隊員が海外派遣の後に調子を崩し、長期間休養したが、復帰後ある教育に一カ月間参加することになった。しかしまだ本調子ではなかったため本人も部隊も最後まで教育が受けられるか不安に感じていた。筆者は辛くなったら無理をせず、いつでも対応することを約束していたが、結局一度も相談に訪れることはなかった。教育終了後に面談した彼は以前にも増して顔色も良くなり自信を取り戻していた。その理由を聞くと、一緒に教育に参加した仲間はほとんどが同年代で、お互いにいろいろなことを共有し励ましあうことで、苦しいのは自分だけではないことに気づき、楽になったのだと話してくれた。彼は数年にわたり苦しんできたことを、仲間によって救われたのだ。

寝食を共にし、厳しい訓練を共に乗り越えてきた仲間の力は大きい。

隊員一人一人が、心の強さを強化するためにあらゆる知識や技術を身につけていくことは大切なことである。しかし、心の強さは個人のスキルだけで獲得できるものでなく限界もある。

一人では克服できない恐怖や不安も、仲間によって支えられることで克服することが可能になる。

Ⅳ　存在意義

米軍ではレジリエンスに関する包括的な取り組みをしている。そのなかで、軍隊において、レジリエンスを高める要素として挙げられるものがいくつか示されているが、スピリチュアル、なかでも宗教的なものに注目したい。

ほとんどの外国の軍隊には軍僧（チャプレン）が所属している。宗派は単一ではないが、軍隊のなかではとても大きな存在であるという。戦う際に神に祈り、恐怖を跳ねのけ気持ちを奮い立たせる。万が一傷ついたとしても宗教によって赦され癒されるのである。

戦うという場面では、簡単に恐怖や不安が払拭できるものではない。しかし、その恐怖や不安を跳ねのけ、行動できるいわゆる心の強さを彼らは宗教によっても支えられているのだろう。

一方で、日本人は、このように宗教を信仰している層の方が圧倒的に少なく、それは自衛官も同様である。それでは、宗教的背景のない自衛官にとっての拠りどころはどこにあるのだろうか。

海外派遣の際に、先遣として派遣されることを前提として編成された部隊の信条の冒頭は、「我らが祖国日本のため、正義と信義にもとづき、命をかけて……」であった。「命をかけて」という表現は、誤解を招きかねないが、決して危険を前提として任務に当たることを指しているわけではない。あらゆる任務において、自分たちの正義や信義にもとづき、命がけで任務に当たるのである。

海外での活動においては、日本人として高いプレゼンスを示すために、あらゆる事態を想定し命がけで厳しい訓練と向き合い、任務を果たす。また、東日本大震災における災害派遣の際、原発対処を担任した部隊でも、彼らは放射線という見えない敵に対して危険に曝されながらも闘っていた。不明者捜索に当たった部隊も、思うように進まない救助活動にジレンマを感じ、多くのご遺体と遭遇するなかで、生存して救助できなかったことに悔しさや申し訳なさを感じながら活動していた。さまざまな苦悩や葛藤を感じ、時に危険な状況におかれ、それでも彼らは「自分たちがやらなければ誰がやる」と、意義と誇りをもって活動しているのだ。

東日本大震災に際しては、未曾有の大規模災害で多くの方が被害を受けた。被災者は何らかの傷を負い、そこから少しずつ回復してきているが、その後も熊本地震、水害、台風被害等相次ぐ災害により多くの国民が被災し、そこから回復しようと努力している。

これらの災害に対して、多くの自衛官が災害派遣活動に従事している。被災するのは自衛官も例外ではなく、自身あるいは家族が被災者でありながら、救援者として救助活動に従事している者も少なくない。しかし、活動後にストレスの影響を受けた隊員はわずかであったことも報告されている。この理由の一つとして、多くの国民が自衛隊の活動を支持したことが大きいとされている。海外での活動も同様で、文化も環境も異なる外国で、家族と離れて活動しストレスの影響を受けても無理もない状況で活動している。しかし、彼らの活動は他国の軍隊や国連から高い評価を受けている。そのことが彼らの自尊心を高め、疲労やストレスを跳ねのける力になっていることは間違いないであろう。

与えられた任務に対し、自分たちの使命感にもとづき彼らは命をかけることを厭わないのである。私たち自衛官は、入隊した際に、全員が「服務の宣誓」により、「事に臨んでは危険を顧みず身をもって責務の完遂に務めること」を宣誓している。もちろん服務の宣誓をしたから命をかけられるものでもないし、厳しい訓練をしたからといって身につくものでもない。

そうした心構えは、厳しい訓練に向き合うなかで、仲間に支えられながら、自分たちの存在意義を強く自覚し、自分たちを信じることにより獲得していくのではないだろうか。それぞれの部隊の伝統を継承し、共通する使命やマインドを通じて養われていくのかもしれない。これが自衛官にとって獲得すべき心の強さといえるものかもしれない。

外国軍の兵士が宗教によって恐怖や不安を克服するのと同じように、自衛官にとって自分たちの使命感や存在意義、仲間との信頼関係や精神的つながりが一人一人を強くしているといえるのではないだろうか。

Ｖ　心の強さを手に入れるために

心の強さとは決して折れないことだけではない。しなやかに柔軟性を高め、より適応力を高め、時に折れかけてもまた回復できる力である。

心の強さを考える際に、個別の強さが問われがちであるが、私たち自衛官にとっては、組織の強さが個人を強くする大きな要素であるといえる。また、根底にある使命感や存在意義の影響は大きい。

このような考え方は、自衛官だけに該当するわけではないと考えている。どのような組織においてもあてはめることは可能だろう。何らかの目的や目標の達成のために、大きな困難を乗り越える際に、共にいる仲間と乗り越えていく力が心の強さであろう。決して成功した場合だけをとって述べているのではない。万が一それが失敗に終わったとしても、仲間によって慰められ癒される。こうして圧力を跳ねのけ、回復する力を得て再び立ち上がって行くのだ。

心の強さを手に入れるために、個人でできることもたくさんあるだろう。だが、仲間がいるからこそ強くなれるというのもまた真実である。「仲間がいるからこそ強くなれる」というのは、当たり前のことで無意識に実践できている人もいるかもしれないが、個人的な心の強さを求めるうえでは盲点になっている可能性もある。私たち自衛官は、命をかけなければならない現場にいるからこそ、それを普段から意識化しやすいのだ。

地域コミュニティの力

近年、わが国においては、地震や水害、台風被害等多々発生しています。

二〇一六年に発生した熊本地震では、筆者の実家がある益城町も被害を受けました。実家周辺は大きく被害を受け、実家や近所の住民はしばらく、避難所や車中生活を強いられました。その当時は二度にわたる大きな揺れを体験し、気持ちは動揺し打ちのめされ、途方に暮れていました。

発災から数日後、片づけのために少しずつ家に人が戻り、互いに体験を語り、気持ちを共有し始めました。毎日声をかけ合い、顔を見ない日があるとどうしたのかと家を訪ね、高齢者家族の片づけを手伝い、少しずつ元気を取り戻していきました。

一度体験した恐怖の記憶は消えることはありません。それでも、そこにとどまり続けることもできず、少しずつでも前に進まざるをえないのです。

再建が難しく引っ越しを余儀なくされ、住んでいた土地を去った人もいれば、未だに避難所生活を続けながら再建の機会を待っている家族もいます。

少しずつ再建し始めた町の風景は、昔住んでいた風景とは全く違うものになっています。再建といっても、全てが元に戻ることはありません。新しい生活を受け入れながら、前進して行くのです。一人、一家族だけでは乗り越えることが難しい出来事も、地域のコミュニティの力が支えとなり、苦しさや新しいものを受け入れ、乗り越える力になっているのです。

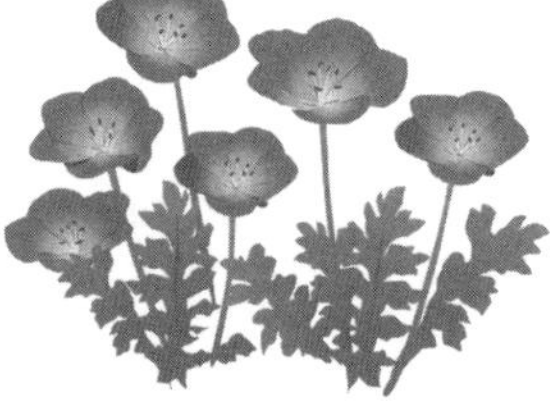

第9章　心の強さを手に入れるために——マインドフルネスに学ぶ

Ⅰ　はじめに

第2部ではここまで四名の分担執筆者に、心の強さを手に入れるための方法についてそれぞれの立場から詳しく論じてもらった。本章では筆者（藤原）が考える「心の強さを手に入れるための方法」について説明する。筆者は一九八九（平成元）年に陸上自衛隊に入隊して一〇年間戦車部隊で勤務したのちに現在の心理臨床の道に進み、その後一貫して心理臨床に関する業務に従事してきた。そこでは隊員の進路指導に関わるキャリアカウンセリング、精神科医療における心理療法、職場復帰支援、自殺予防、そして組織全体のメンタルヘルスなどさまざまな事業に関わってきた。防衛省・陸上自衛隊というやや特殊な組織ではあるが、そこで得られたさまざまな知見は広く社会でも役立つのではないかと考え、前著『組織で活かすカウンセリング—つながりで支える心理援助の技術』（二〇一三、金剛出版）に紹介した。

すでに述べたようにわが国では現在、働く人の六割が何らかの強いストレスを抱いているという。国民の自殺者数はようやく減少傾向に向かいつつあるが、メンタルヘルスの不調で連続一カ月以上休業した労働者の割合は〇・四％であり、多くの労働者がメンタルヘルスの問題を抱えていることがわかる。さらに教育現場に目を向けてみると、児童生徒に対するいじめは年間約四一万四、〇〇〇件、小・中学校における不登校は約一四万四、〇〇〇件報告されており、ここにもメンタルヘルスの問題が深く関係していると思われる。

そこでは官民を挙げたさまざまな取り組みが行われているが、いずれの問題においてもまだ十分な成果が現れていないのが実情である。筆者自身もこれまでメンタルヘルスに関するさまざまな活動を行って、それぞれの場面で成果を上げてきたと実感している。しかしながら環境が激変し、ますますストレスが増加する社会において、根本的な解決策を見つけることはできていない。

そのようななかで筆者が大きな可能性を感じたのがマインドフルネスであった。筆者は当初マインドフルネスを、数あるリラクセーションスキルの一つであると考えていた。しかしマインドフルネスの体験を深めていくにしたがって、それは大きな間違いであることに気づかされた。本章では、マインドフルネスについて簡単に概説し、筆者が行っているマインドフルネスの取り組みを紹介する。

Ⅱ　マインドフルネスとは

マインドフルネスとは禅をルーツにもつ瞑想法であり、ジョン・カバットジン（一九九四）によると、「意図的に、現在の瞬間に、評価も判断もせずに注意を向けること」である。カバットジンの定義からもわかるように、マインドフルネスは単なる技法ではなく、そのような態度であり、方法であるといえる。

また、マインドフルネスは、グーグル、ナイキ、インテルなどのグローバル企業においても積極的に取り入れられており、変化への気づきや柔軟に変化に対応する姿勢などの習得が期待されている。

当初はマインドフルネスを単なる技法だと考えていた筆者だが、その実践を重ねるうちに態度としてのマインドフルネスの存在に気づき始めた。筆者が行うマインドフルネスの実践は、主に座位での呼吸瞑想が中心であった。呼吸瞑想では静かに座り、呼吸に意識を向けていく。鼻腔を通る空気の流れに意識を向けて感じ取る。息を吸う時は吸い込まれる冷たい空気の流れを感じ、吐く時は吐き出される温かい空気の流れを感じてみる。マインドフルネスを始めたばかりの頃は、この「感じ取る」という感覚がなかなか理解できない。はじめのうちは感じ取るのではなく、呼吸に集中しようとしてしまう。しかし集中すると、力が入りすぎて呼吸そのものにとらわれることになるのだ。

瞑想中には無数の雑念が次から次へと浮かび、呼吸に向けていた意識はその都度分断されることになる。瞑想に慣れるまでは雑念を振り払い、抑えつけて無の状態を作ろうとしがちである。しかしながらマインドフルネスとは「意図的に、現在の瞬間に、評価も判断もせずに注意を向けること」である。そこでは心に浮かぶいろいろな思いを雑念として払いのけるのではなく尊重し、ありのままに受け止める姿勢が求められる。

そしてマインドフルネスの実践を続けるうちに、筆者はその効果を感じるようになった。まず感じた効果は、瞑想を行うことで気持ちが楽になり落ち着くことであった。体の無駄な力を抜き、呼吸に意識を向けていくと自律神経系の副交感神経が優位になり、心身の状態が落ち着く効果が得られる。

次に筆者が感じた効果は、瞑想を通して自分の思考や感情に気づくという体験であった。これまで長年心理臨床の現場で活動してきた筆者は、常にクライエントとの関係性を築くことを最も重視してきた。前著にも書いた通り、私たちカウンセラーは関係性を扱う専門家であり、クライエントや彼らを取り巻く周囲の人々との間で信頼関係を構築し、それを上手に扱うことが大切である。そのようななかで筆者が常に心がけてきたのが、「今ここ」を大切にするということであった。目の前にいるクライエントと「今ここ」の空間を共有し、質の高い出会いをすることで、温かい信頼関係が築けるものと考えている。しかしながら実際の臨床現場では、ベテランのカウンセラーといえども気がかりなことに心奪われることはあり、本当の意味で「今ここ」をクライエントと共有できていないことが多い。

たとえばクライエントの語る難しい話を聞きながら、何か具体的な解決策はないものかと考えを巡らせているとき、カウンセラーは目の前のクライエントの表情やその苦しみを見落としやすい。カウンセリング室という同じ空間のなかに居ながら、意識レベルでは「今ここ」を共有できていないのである。筆者はこれまでクライエントと「今ここ」を共有することについて、「頭で考えるのではなく、心で感じ取ること」を自らに言い聞かせてきた。またカウンセリングを学ぶ初学者に対しても、そのように教えてきた。しかしながらその表現は、非常に抽象的で伝わりにくく、筆者自身も悩んできたことであった。

そのようななかでマインドフルネスに出会った筆者は、これこそがカウンセラーがクライエントと意識レベルで「今ここ」を共有し、本当の意味でつながるためのきっかけになると確信したのである。先にも述べたように、瞑想中私たちの頭のなかには無数の雑念が次から次へと浮かんでくる。仕事で失敗したこと、友人の気になる一言、明日提出しなければならない宿題、頭にこびりついた流行歌のフレーズ等、これらはマインドワンダリングという現象で、生きている以上脳の機能として当然の現象なのである。これらの雑念に対して私たちは、それらを頭のなかから押し出し、排除しようとしがちである。しかしながらその対処法は、かえって雑念に意識を強く向けさせることになり、「とらわれる」状態を生み出している。雑念の排除は非効率的であり、逆効果につながるということを知る必要がある。雑念を力任せに排除するのではなく、そのままにしておく方がよい。一言で雑念というが、雑念にもそれぞれに意味があって意識に上ってくるのである。その意味を尊重し、抑圧しようとしないことが大切である。

存在するものを存在するままにしておくこと、これがありのままに受け止めるということである。そして雑念をありのままに受け止めつつ、呼吸にも平等に意識を払うようにする。はじめのうちこれは難しいかもしれないが、呼吸は実際の行動として「今ここ」で繰り返されていることなので、意識すれば感じ続けることができるようになる。

Ⅲ　マインドフルネスの体験――呼吸瞑想

それでは実際に呼吸瞑想の場面を使って説明しよう。楽な姿勢で座り、呼吸に意識を向けていく。息を吸うとき、吐くときの空気の流れをただそのままに感じてみる。それをしばらく続けていると、頭のなかにいろいろと気になることが思い浮かんだり、物音が聞こえてきてそれに気を取られてしまうかもしれない。はじめのうちは「気が散ってしまった、もっと集中しなければ」と思いやすいが、瞑想では少し違うとらえ方をする。

そこではまず他のことに意識が移ったということを気づくように心がける。実際には知らない間に他のことに意識が向いてしまうので、それに気づくのは意外と難しい。しかし後づけでもいいので、「あ、いま別のことを考えていた」「他のことに意識が移っていた」と気づくようにするのだ。そして次に大切なのは、こうして意識が移ったことすなわち気が散ったことについて、自分を責める必要はないということである。すでに述べたようにこれは脳の自然な働きによるものであり、完全には防ぐことのできない現象である。したがってそれを無理矢理に押さえ込み、排除しようとするのではなく、そのままにしておく。実際には次から次へと浮かんでくる雑念を消そうとせず、そのままに置いておくようにする。さらにそれから目を背けようとしたり、無視したりするのではなく、そのことが気になっている自分の気持ちを客観的にとらえるようにするるのである。

これは実際にやってみなければわからないことであるが、心に浮かんだ雑念を排除しようとすると、かえってそこに目が向けられることになり、気になる問題としてクローズアップされてしまう。むしろそのことから目を背けず、「自分はそれを気にしているのだな」と気づき、関心を向けておく方が結果的にはそれにとらわれないでいられるのである。ただ実際にこれをやってみると、非常に難しいということがわかる。呼吸を意識しようとしても、知らないうちに意識は別の場所へと向かってしまうのである。そもそもマインドフルネスでは、なぜ呼吸に意識を向けることをその実践の中心に置くのであろうか。それは呼吸とは私たちが自分の意思である程度コントロールできる上に、常に継続して行われている行動であるからだと考えている。

したがって呼吸を意識することは、刻一刻と進んでいく今この瞬間をとらえることであり、呼吸を通して自分の体感を感じ取るということにつながる。その瞬間の体感への気づきは、雑念にとらわれていた私たちの思考を、「今ここ」へと取り戻す役割を果たしてくれる。雑念など何らかの気になることにとらわれているとき、私たちの意識は「今ここ」にはなく、そのことを考えている状態である。それに対して体感を伴う気づきは思考とは異なり、その瞬間の気づきである。そしてその気づきは、思考を中断させる力をもっている。たとえば私たちが昨日受けたテストの結果についてあれこれと考えを巡らせているとき、まさに心ここにあらずの状態である。

しかしそのときドアを叩くノックの音に気づいたり喉の渇きを感じた瞬間、長く続いた思考も一瞬にして中断され、意識は「今ここ」に戻ってくる。この理屈をうまく使い、自分の意識を「今ここ」に取り戻しコントロールできるようになることが、マインドフルネスの目標の一つであると筆者は考えている。

できれば毎日継続して呼吸瞑想を行うことで、雑念にとらわれる意識を呼吸を手掛かりにして「今ここ」へ取り戻す練習をしてみてほしい。この練習はさまざまなことに気づかせてくれるが、その最大のものは物事をありのままに受け止めるということであろう。私たちの意識は往々にして気になること、特に不安や後悔などのネガティブな感情を伴うことに向けられやすい。そしてそこに目が向けられると私たちの意識はネガティブな側面にとらわれてしまい、その他のこと、たとえばうまくいっていることや喜ばしいことなどに気づけなくなってしまうのである。

マインドフルネスの練習を継続していると、瞑想中はもちろん、普段の日常生活のなかでもふとした気づきが増えることに気づく。意識して行う瞑想の中だけでなく、普段の生活のなかでもちょっとした変化に気づき、「今ここ」を気づきやすくなる。そして物事にとらわれることが減り、周囲の環境をありのままに受け止めることができるようになる。

Ⅳ　マインドフルネスの効果

ところでマインドフルネスの効果はどのようにして得られるのだろうか。近年マインドフルネスが世界中で注目され、多くの企業で採用されている理由にＭＲＩなどを活用した脳画像研究によりエビデンスが証明されるようになったことが挙げられる。大谷（二〇一六）は「マインドフルネスの脳画像研究の知見が徐々に積み重ねられてきており、どの部位に変化が起こるのかがわかりつつある」といっている。一昔前ならなんとなく怪しいと受け止められかねなかった瞑想が、科学的にその効果が証明されるようになったのである。マインドフルネスへの期待は現在やや過熱気味にも見えるが、いずれそれも落ち着き、間違いなく人々のメンタルヘルスに貢献する柱に育っていくと思われる。

ここではメンタルヘルスにおけるマインドフルネスの意味を考察し、本書のテーマである「心の強さ」に結びつけたいと思う。

本章ではここまでにマインドフルネスの実施要領について、主に呼吸瞑想の場面で説明してきた。そこでは呼吸という行為を通して、「今ここ」に気づくことが大切である。そして途切れることなく続く呼吸を、ただ感じ続けることによって私たちは、「今ここ」に連続的に気づくことができる。

この「今ここ」への気づきは、さまざまな思考や感情にとらわれがちな私たちの意識を、私たち自身の手に取り戻すきっかけを作ってくれる。マインドフルネスの体験を重ねていくと、日常生活のなかで物事にとらわれることが減ったり、目の前のことに対する集中力や感性が研ぎ澄まされることに気づくようになる。そしてマインドフルネスの効果はこれだけではなく、より深い部分での変化として現れる。それは一言で表現すると自分自身を尊重し、大切に扱うことができるようになるということである。すでに述べたように呼吸瞑想をしているとき、私たちの頭にはさまざまな雑念が浮かび、知らぬ間に意識はそこに奪われてしまう。マインドフルネスではこのときそれらの雑念を振り払うのではなく、あるがままに受け止める。これは言い換えれば雑念を意味ある存在として尊重し、大切に扱うということである。雑念は全て私たち自身が生み出したものであり、生きていくうえで何らかの意味があるからこそ意識に上ってくるのである。それらを雑念という一言でくくり、目を背け、意識から排除しようとすることは、自分自身の一部を否定し、排除しようとすることに他ならない。呼吸瞑想のなかで、湧き起こるさまざまな思いを排除せず、ありのままに受け止めることは、自分自身を隅々まで尊重し、大切に受け止めるということにつながるのである。

そしてポジティブな部分だけでなくネガティブな部分も含めて自分を受け止める取り組みは、難解な理論の理解や面倒なトレーニングを必要としない。ただ呼吸に意識を向け、感じるだけでよいのである。マインドフルネスでは頭を使って理解を進めるのではなく、呼吸を感じることを通して、その姿勢や態度から自分を大切にすることを学んでいく。

自分を受け止め大切にすることには、発達心理学の視点からも大きな意味がある。エリクソンErikson（一九八〇）の発達理論における乳幼児期の発達課題は、基本的信頼感の獲得である。それによると人は生後一年程度の期間に、養育者から常に愛され応答されているという体験を重ねることで、養育者（人）は信頼できるという感覚を得るという。そして周囲の人々や環境への信頼は、やがて愛され信頼されるに値する自分自身への信頼感として内在化され、いずれ自尊心の萌芽へとつながっていくのである。基本的信頼感の獲得は、エリクソンの発達理論における最初の発達課題であり、その達成状況はその後の対人関係や人生全体に大きな影響を及ぼすといわれている。私たちが周囲の人々と良好な関係を築き、自信をもって生きていくためには、自分自身がかけがえのない大切な存在であることを理解しておく必要がある。そしてマインドフルネスは、呼吸を意識するという単純な行為によってそれを可能にする取り組みなのである。

すでに述べたようにマインドフルネスの呼吸瞑想では、どのような考えや感情が思い浮かんでもそれを排除しようとせず、ありのままに受け止めそのままにしておく。特にその内容が自分にとってネガティブで不快なものである場合、私たちは一刻も早くそのことから目を背けたくなる。しかしそのようなときもあえて目を背けず、そのままにしておく。そしてそのことが気になっている自分、不快に思っている自分に気づいておくのである。ふと湧き起こってくる不快な思考や感情は、私たちが生きていくうえで重要な問題であることが多い。過去の失敗への後悔、将来の課題への不安などは、それらが向き合わなければならない重要な問題であることを、忘れないように訴えてくれているのだととらえることができる。実際に不安や後悔などの不快な感情は、排除しようとすればかえって強くなりやすい傾向がある。むしろ不安や後悔の意味を理解し、ありのままに受け止めると、それらの感情は自然に落ち着いていくものである。

このような考えに基づき、マインドフルネスではネガティブな考えや感情も排除することなく、意味あるものとして平等に扱うのである。そしてその行為は自分自身の感情や訴えに対して、正面から向き合い受け止めることにつながるのである。このようにしてマインドフルネスの体験を重ねると、自分自身を尊重し、大切に扱うことができるようになる。自尊心が低く自己否定が基礎をなす人は、他者との比較にとらわれやすく不安定な精神状態に陥りやすい。それに対して健全な自尊心をもつ人は、自分という存在を肯定的に受け止めたうえで、さらにこうありたいという目標に向かって踏み出すことができる。

マインドフルネスは本書において筆者が定義した強さを手に入れるために間違いなく役立つ取り組みであると確信している。

V　パンと瞑想のワークショップ

1　パンと瞑想のワークショップとは

マインドフルネスの実践方法として最も一般的なのは、本書でも紹介した呼吸瞑想である。しかしそれ以外にも歩くことで足の感覚に意識を向ける歩行瞑想、レーズンをゆっくり味わうレーズンエクササイズなどマインドフルネスには多様な実践方法がある。マインドフルネスの本質は、体の感覚に意識を向けることで「今ここ」を感じることにあるので、その対象は呼吸でも食べることでもよい。

言い換えれば私たちは、日常生活のあらゆる場面で目の前の行為に意識を向け、それを丁寧に行うことでいつでもマインドフルネスを体験することができるのである。ここでは筆者が主宰する「パンと瞑想のワークショップ」（写真1）についてその概要を紹介したい。

筆者は自分自身のマインドフルネスへの理解を深めるために、三年前から「パンと瞑想のワークショップ」（以下ワークショップという）を主宰している。このワークショップはマインドフルネスに関心がある仲間と立ち上げたものであり、二〇一九年七月現在で一七回開催している。ワークショップは休日に公共施設の調理実習室を使用して、四時間のプログラムで実施している。施設の広さの関係で参加者は毎回八名に限定されるが、これまでに延べ一一三名が参加した。

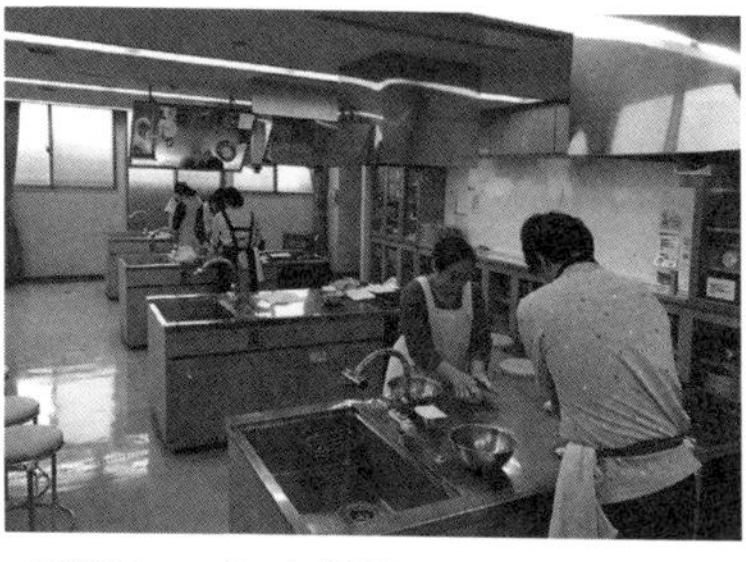

写真1　パンと瞑想のワークショップ

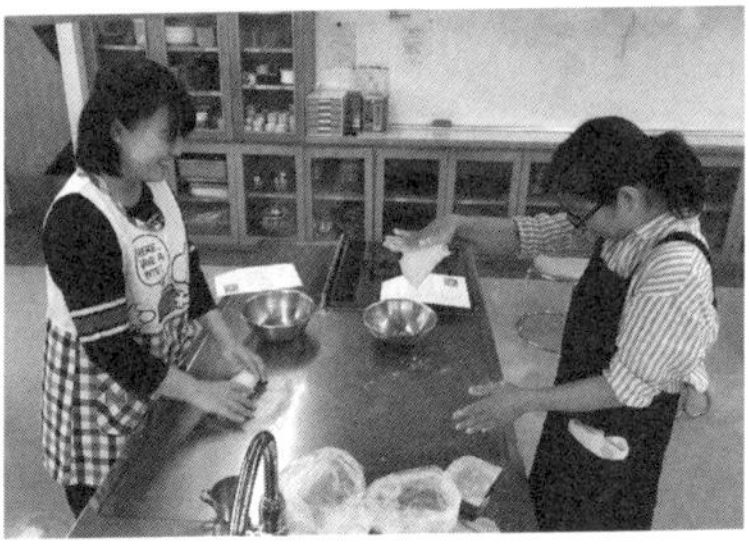
写真2　手ごねの様子

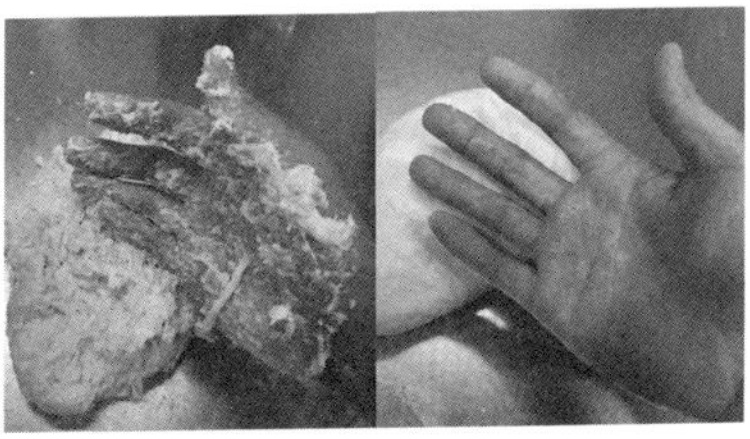
写真3　感触の変化

一次発酵

二次発酵

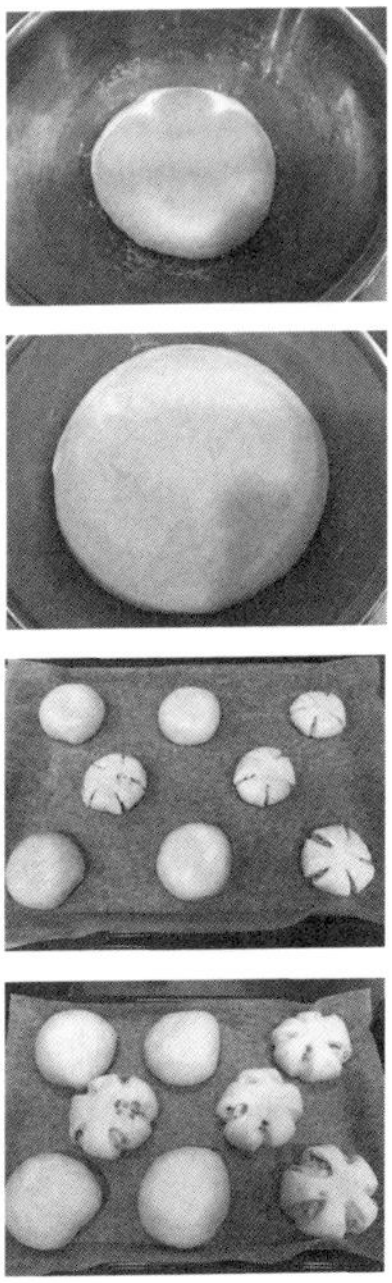
写真4　発酵による成長

参加者相互に自己紹介を行い、実施要領を説明した後マインドフルネスについて説明し、呼吸瞑想を体験する。そしてその後、手ごねによるパン作りを行う。パン作りには材料を量り、混ぜ、こね、育て（発酵）、成型し、焼く過程がある。これらの過程を丁寧に行うことによって、ワークショップでは「今ここ」に気づき、自身の意識を観察する。

パン作りでは小麦粉、水、バターなどの材料を混ぜ合わせ、生地としてこねていく。参加者はまず、冷たくサラサラとした小麦粉の感触を楽しむが、水やバターを混ぜると、まるで泥遊びに似た感触に戸惑いつつ童心に帰っていく（写真2）。無心にこねるうちに生地は少しずつまとまり、粘土遊びのような側面を見せる。このように生地をこねる過程で、素材の感触は、少しずつ時に劇的に変化（写真３）する。

さらにパンの生地はイーストの働きによって発酵し、柔らかく滑らかな生地へと成長（写真４）していく。パンが焼き上がると参加者はテーブルを囲み、自分で作った焼きたてのパンを食べながら、ワークショップでの体験を振り返り相互に話し合う（写真５）。

筆者は参加者の振り返りの内容を記録、逐語化し「今ここ」への気づきを抽出し、その内的体験を分析した。その概要を次項で紹介する。

2　参加者の体験

①感触による変化への気づき

・はじめベトベトして気持ち悪かったが、次第にきれいな生地にまとまり気持ちよかった。

・こねているうちに感触が変わる瞬間があった。表面的な手触りだけでなく、弾力が生まれてくることに気づいた。

②メタ認知としての気づき

・集中している自分や、周囲の音や変化に気づいた。

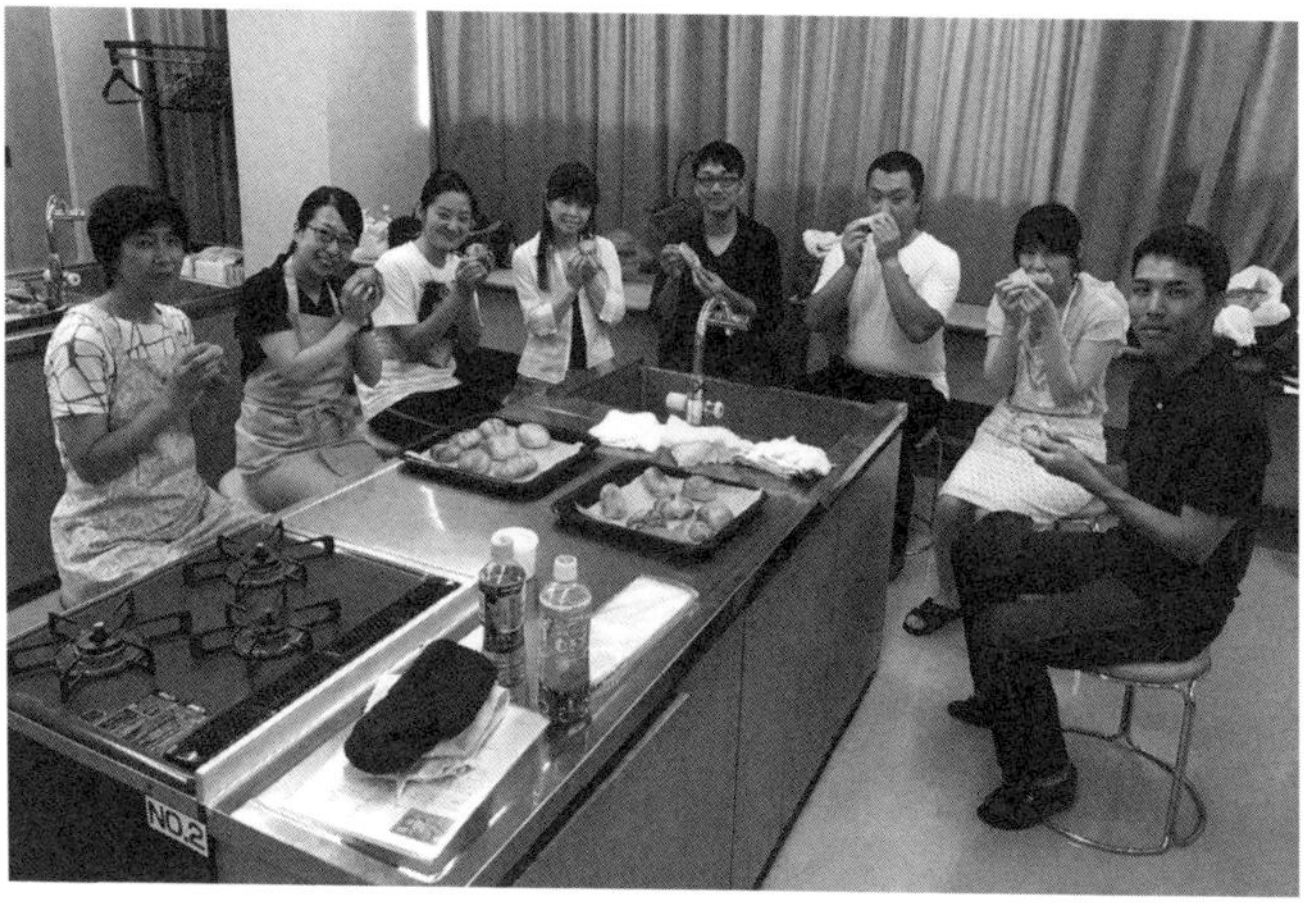

写真５　振り返り

③不安を乗り越える過程への気づき

・なかなか生地がまとまらず不安になったが、無心にこねているうちにまとまり、ホッとした。

・不安でも淡々とやっていれば、少しずつ進んでいくことがわかった。不安ってこうやって乗り越えて行くんだということがわかった。

④生地への愛着と手放すことへの不安

・自分がこねた生地に愛着を感じた。赤ちゃんの肌のように感じた。

・せっかく作ったパンを食べるのが惜しいと感じた。

⑤日常生活への広がり（複数回参加者）

・ワークショップに参加して、普段の意識のもち方が変わったように思う。

・電車に乗ってワークショップに来る時間も、マインドフルな旅になっている。

３　考察

このように参加者が振り返った気づきの多くは、素材（特に生地）の感触をきっかけとして得られている。素材に触れる際の感触は、芸術療法における箱庭療法の砂の感触や粘土制作の感触など、さまざまな効果を生み出す要因となっていることが報告されている（平井、二〇一〇、片畑、二〇〇三）。また、素材との接触は物理的な接触にとどまらず、より深いレベルでの体験につながるものであることを示唆している。

前述のように素材の感触は、少しずつ時に劇的に変化する。作り手の関わりに応じて現れる感触の変化は、「今ここ」の連続性を感じさせると同時に、失敗への不安とそれを乗り越えた達成感を与えてくれる。さらにパンの生地は、イーストの働きによって発酵し柔らかくて滑らかな生地へと成長していく。この過程で生地を擬人化して、まるで赤ちゃんの肌のように感じ愛着を抱く参加者も多い。焼きあがったパンを食べるとき、彼らはパンを食べることを「惜しい」ということがある。

実はこの体験こそがマインドフルネスにおける大切な、「こだわりを手放す」体験であるといえる。チベット仏教の修行の一つに、砂曼荼羅というものがある。これは色のついた砂を使って、修行僧が長い時間をかけて複雑な模様を描くものである。砂は細く、弱い風でも吹き飛んでしまうので、修行は細心の注意の下で静かに行われる。そして砂曼陀羅は完成するとすぐに壊されてしまう。これを破断の儀式といい、そこには形あるものへのとらわれを戒める教えがあるといわれている。

三時間余りの時間をかけて丁寧に作ったパンを食べるとき、参加者は破断の儀式に似た体験をする。そしてパンに対するこだわりを手放し、じっくりと丁寧に味わい、再び「今ここ」を感じるのである。手ごねのパン作りという行為を丁寧に行うことで、参加者は楽しみながらも「今ここ」を連続的に感じ取る体験ができる。ここで得られる体験は、直感的なものから、深い洞察を生むものまでさまざまであるが、それらを評価せずにあらゆる気づきを大切に受け止めることがマインドフルネスの本質であるといえる。このようにして体験したマインドフルネスの本質を、日常生活の中へ広げていくことによって、環境の変化に動じない安定した心を保つことができると考えている。

パンと瞑想のワークショップは、芸術療法における素材の感触と、マインドフルネスを組み合わせることによって、より奥深い気づきを得ることができる場になったといえる。

Ⅵ　マインドフルネスと心の強さ

本章では筆者自身が考える「心の強さを手に入れるための方法」について説明した。マインドフルネスは一見すると単なる呼吸法であり、リラクセーションの一つのように思われるかもしれない。しかし地道に継続することにより、自尊心の向上という深いレベルでの変化が期待できる。さらに健全な自尊心は周囲と良好な人間関係を築き、自立した人間として人生を生きていくうえで重要な意味をもつ。

マインドフルネスは単なる技術ではなく、生活するうえでの態度であり、姿勢である。はじめのうちは技術の習得といった意味合いが強いが、体験を重ねるうちにそれは日常の生活のなかに溶け込んでいくことが望ましい。地面を踏みしめて立ち、食事はよく噛んで味わっていただく。そして雨の音を聞き、花の香りを楽しむ。こうして日常生活を丁寧に送ることが「今ここ」を意識することであり、それこそがストレス社会の荒波にも動じることなく、力強く生きていくための手がかりになるものと考えている。

今ここで今の自分にできること

筆者は臨床心理士として活動するうえで二つの信念を大切にしています。その一つは「つながりで支える」で、これは臨床心理士とは関係性を扱う専門家であることを示しています。臨床心理士は専門家としての能力を発揮してクライエントとつながり、その問題解決を支えます。多くの場合私たちは直接的な助言を提供するわけではなく、クライエントに寄り添い、クライエント自身の問題解決への努力を支えます。

その時筆者は、ただ物理的にクライエントと同じ空間、すなわちカウンセリングルームのなかに一緒にいるだけでなく、意識レベルでも同じ場所にいたいと考えています。本文の第９章でも少し触れましたが、経験豊富なカウンセラーでもさまざまな思いにとらわれ、「今ここ」を見失ってしまうことがあります。頭に浮かぶさまざまな思いにとらわれず、呼吸を感じ「今ここ」に意識を戻すことで、本当の意味でクライエントとつながることができると考えています。これは臨床活動だけでなくあらゆる生活の場に当てはめることができます。

私たちは生きている以上、常に何かを考え思いに浸ります。それらは過去の後悔と将来の不安へのとらわれであることが多く、その時私たちは思考の悪循環に陥りやすくなります。

そんな時こそマインドフルネスを実施してみましょう。呼吸に意識を向け、「今ここ」を感じます。気がかりなことがあってもそのまま受け止め、「今ここで今の自分にできること」を一つずつ積み重ねていきましょう。これが筆者が大切にしている二つ目の信念です。

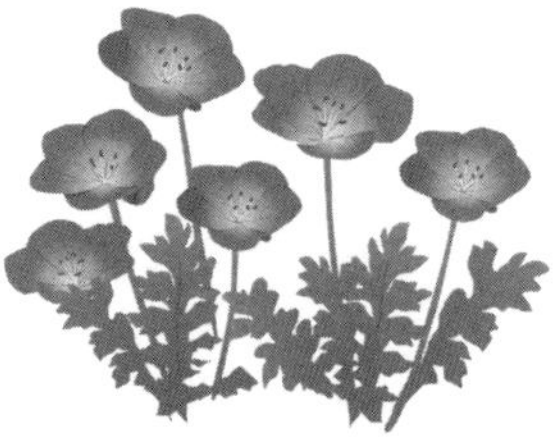

第１０章　心は鍛えられるのか

最終章ではここまでの展開を振り返ったうえで、本書のテーマである「心は鍛えられるのか」という問題について考察する。

Ⅰ　これまでのまとめ

１　第1部のまとめ

第1部では私たちが求める心の強さについて考えた。

まず第1章では、ストレスとその反応及び対処要領について考察した。そこではストレスをどのようにとらえどう向き合うかについて考えることで、目指すべき強さとはどのような性質のものなのかについて考察した。ストレスは人間が生きている以上避けられない概念であり、それを完全に排除することはできない。また私たちはこのストレスを乗り越えるべき対象としてとらえ、「ストレスに勝つ」という言葉に表されるように、その成否が心の強さを測る物差しとして使われる傾向がある。しかしながらストレスを健康の敵ととらえ、正面から克服しようとする姿勢がさまざまな問題を引き起こしていることがわかった。

第2章では私たちを取り巻く社会が求める心の強さとそれによる問題を明らかにした。そこでは多発するメンタル不調が、この社会では目を背けられやすい問題になっていることを指摘した。なぜならさまざまなストレスから逃げずに勇敢に立ち向かうことが強さであると理解されやすく、カウンセリングや休養などのメンタルヘルスの取り組みは、弱さであると受け止められやすい。そのため多くの組織では、メンタル不調は恥ずべき問題としてとらえられることになってしまうのである。

第3章では四つの事例を紹介し、メンタル不調になる過程と、そこから立ち直っていく過程を分析することで、強さの本質についてさらに理解を深めた。これらの事例は通常社会のなかでは弱者としてみなされる人々である。しかし事例を丁寧に紐解いていくと、彼らが不調に陥りそこから回復していく過程の随所に、求める強さのヒントが隠されていることに気づかされる。

そして第4章では第1部のまとめとして本書としての心の強さの定義を試みた。そして強さとは「個人の要因として存在するのではなく、周囲の環境との相互作用を含めた総合的かつ複数の要素で構成される概念として存在する。そしてそれはストレスを跳ね返す強さだけではなく、受け流すしなやかさと受け入れるしたたかさを併せもつ強靭さ」であると定義した。またそれを実現するための取り組みとして、米軍の例を参考にして考案した六つの項目を最適化することの重要性を提唱した。

2　第2部のまとめ

次に第2部では、心の強さを手に入れるための方法を考察した。

まず第5章では内野が、災害派遣活動における自衛隊員のレジリエンスについてハイデガーを援用した分析を行った。

そのなかで抽出された隊員たちのレジリエンスは、「制約を受け入れ、目指すものへ向かい行動するあり方」「先人の文化を継承し、未来に目を向ける」「活動と休息のバランスをとる」の三つであった。内野がインタビューを行った隊員たちは、被災地の過酷な環境のなかで、死への不安に揺さぶられたことで覚醒し、目指す方向へと主体的に行動するようになった。そしてその時彼らはくつろいだ安心感のなかで、自らの内部感覚に目を向け自己との対話を大切にすることによって、自分自身のメンテナンスを行い、過酷な任務を乗り越えることができたのである。

内野は第5章の最後で、改めて心の強さを現象学的側面からとらえてみることを提案している。そこでは救援者に限らず心の強さを求める者は、普段から理不尽な出来事が降りかかった場合を想定して「どう在るべきか」を考えておく必要があるという。それは単に非常時の行動規範を決めておくということではなく、どう関わり、了解し、行動するのかについて自分の内部感覚に耳を澄ましながら決定していくということなのである。

第6章では佐々木が、精神保健福祉におけるリカバリーの視点から、精神疾患の回復過程を見ることによって心の強さの考察を行った。

リカバリーとは個人の態度、価値、感情、目標、技術そして役割が変化していく過程であり、そこには人生についての新しい意味や目標が見出されていくことが含まれるという。佐々木が紹介したリカバリーに役立つ四つの視点は、「ポジティブな自分らしさを築く」「精神疾患の経験を枠で囲う」「精神疾患を自己管理する」「自分の価値にあった社会的役割を得る」である。佐々木はこの四つの視点で事例を分析して「心を鍛える」ことについて考察している。そこで佐々木は、「自分の価値にあった社会的役割を得ること、そしてこうなりたいという自分らしさを見つけること」が大切であるという。そしてそれが危機に向き合い、進むべき方向性を見失ったときの羅針盤の役割を果たしてくれると強調する。

精神疾患という危機に直面し、失うものがあってもそのなかで、なおこうありたいという社会的役割を見つけることは簡単なことではない。それは単なるあきらめや目標の引き下げなどではなく、失ったことすら現状の見直しやそれによる新たな発見の機会として、肯定的に受け止めようとするしたたかさである。そこでは自分の身に起きたことについて（精神疾患を含め）悪いことも良いことも、人生の一部にすぎないことに気づき、自分の人生を作り上げていく主導性をもつことが重要である。

そしてそのような強さを身につけるためには、事例のGさんとFさんに向き合い続けた佐々木のような支援者が必要なのだ。その困難なプロセスを経て、私たちは「危機によって何かが失われるというイメージにとらわれず、危機によってこれまでを見直すという側面に目を向け、危機を打開することができる」のだ。

第7章では田中が「心の強さ」を両価性と二重拘束の枠組みで分析した。

田中は組織がメンタルヘルスにまつわる両価的な態度、感情、思考を体験できないために、両価性の一方の極のみが存在することが許されるような事態を防がなければならないという。「強くあれ」という要求と「弱音を吐いてもよい」という許しの間には葛藤が生じる。この葛藤を解消するために組織では、「弱音を吐くことは強さの証である」という論法が用いられることがある。たとえば米軍には、苦しいときに助けを求めることができる者が真の兵士であるという教えがある。強さとは何かについて考えさせられる言葉だが、実際の現場でこうした論理を浸透させることは簡単ではない。田中の考察は私たちに、実はそうした議論自体が「葛藤を体験すらできない境界水準にあること」を裏づけているのではないかと考えさせる。「弱さは強さである」と両価性の一方の極に偏った理屈づけをするのではなく、弱さと強さの葛藤の上で揺れながらバランスをとることに意味があるのではないだろうか。だからこそ私たちは、外的な刺激に翻弄されず自分自身の内面と対話することが大切である。目を背けることなく葛藤も自身の感覚であることを受け入れ、ありのままに感じることが大切なのではないかと考えさせられた。

そして第8章では脇が陸上自衛隊における心理幹部としての立場から、現場の部隊での取り組みを紹介して心の強さについて考察した。

脇は求める強さとは単なる頑強さではなくしなやかな強靭性であること、ストレスをコントロールする個人のスキルではなく、その効果を維持するための組織のシステムが重要であるという。さらに目に見えない要因として使命感や存在意義などの精神的要素もまた重要であると訴える。これらのなかで脇がもっとも強調するのは、共に活動する仲間とのつながりの力についてである。個々の力が集団の力として一つにまとまればより強い力を生み出すことは、毛利元就の三矢の教えの故事を引くまでもないことである。身体的あるいは物理的な強さ以上に心の強さの場合も、個ではなく集団として強さを考えることが重要なのである。

しかしながら私たちのこうした熱い想いは、ともすれば単なる精神論に陥る危険性をはらんでいる。だからこそ脇は文中で、科学的根拠に基づき多角的に考察することの重要性を説いている。

以上のように四人の分担執筆者は、それぞれの立場から心の強さを手に入れるための方法について考察した。彼らはそれぞれまったく異なる理論的背景でこの問題を論じており、アプローチや表現に違いはあるが、本質的な部分では随所に共通し重なり合っていることに気づかされる。そしてそれらは同様に第1部で展開した筆者の論述との間にも見られる。

たとえば内野の「非常時に際して、自分はどう関わり了解し、行動するのかについて自分の内部感覚に耳を澄ませながら決定していくことが大切であること」。

佐々木の「人生において悪いことも良いことも、ただ人生の一部にすぎないことに気づき自分の人生を作り上げていく主導性をもつことが大切であること」。

田中の「強くあれという要求と弱音を吐いてもよいという許しの間にある不安定な葛藤状態を受け入れることが強さの本質であること」。

そして脇の「強さを個ではなく集団としてとらえることの大切さ」。

これらは筆者の論述した内容をさらにわかりやすく説明し、より一層考察を深めるきっかけを与えてくれた。

続いて第9章では、筆者自身が心の強さを手に入れるための方法を紹介した。そこではマインドフルネスの本質と、その実践方法を説明するとともにその成果を日常生活のなかに溶け込ませていくことの必要性を伝えた。

Ⅱ　心は鍛えられるのか

1　問題の背景

そして本章ではいよいよ本書のテーマである「心は鍛えられるのか」という問いに答えなければならない。ところでなぜ今心の強さが求められているのだろう。その理由はメンタル不調の問題解決の戦いのなかで、苦戦を続けてきた歴史にあるのではないだろうか。そこでは目に見えるような効果が現れないばかりか、メンタルヘルスに関する問題は日に日に複雑さを増している。山積する問題を前にして、ポジティブ心理学の大きなうねりは、これまでとは異なるアプローチで根本から問題を解決することを期待されている。

しかし新しいアプローチが従来の取り組みを否定し、メンタル不調から目を背けようとするなら、それは決して成功しないだろう。そこでは現実をありのままに受け入れたうえで適切な対応を行うことが大切である。それに自己否定からは肯定的な自己変容は生まれない。むしろ変化はありのままを受け入れたときにこそ起きるといえる。

さらに心は実体のない存在であるため、身体の問題と比べて人々の理解は進んでいない。特に根拠のない俗説がそのまま信じられている例もあり、やみくもに心身に負荷をかけるだけの精神論に陥ったやり方で心を鍛えようとすることも多い。そもそも心の強さとは何か、どのような状態を目指すのかなどの議論が十分には行われてこなかった。

2　どんな強さを求めるのか

①考えること

私たちはまず自分が求める強さとは何かについてよく考える必要がある。本書では第4章で一案として筆者の定義を紹介したが、あくまでもこれは筆者自身が所属する組織のなかで考察してきたものである。所属する組織やその目的によって、求められる強さはそれぞれ異なるはずである。大切なのは画一的な強さの基準を参考にすることではなく、立ち止まり自分自身で考えることであろう。

このようにして強さに対する自分なりの考えを明確にしたうえで、具体的な取り組みを一つ一つ積み上げていく必要がある。本書では強さは単体で存在するものではなく、多要因を最適化することで結果的に向上するものであるという考えに立つ。したがって「心を鍛える」という実体のない目標をやみくもに追いかけるのではなく、取り組み可能な目の前の努力を一つずつ丁寧に積み上げ、結果としての強さを少しずつ押し上げていくことが大切である。

②手放すこと

さらに第9章ではマインドフルネスについて説明するなかで、砂曼荼羅を紹介し、こだわりを手放す体験の重要性について述べた。この体験から筆者が得たものは、本当に手に入れたいものはそれに対するこだわりやとらわれを手放したときにこそ得られるという教えであった。

第3章で紹介した事例のなかで、一日も早く復職しなければと思っていたAさんが、それを諦めたとき、自衛官として強くあろうとしたBさんがどれだけ鍛えても敵わないストレスがあると知ったとき、そして二度と酒を飲まないと決意したCさんが酒の前では無力な存在であることに気づいたとき、彼らは結果的に求めるものを手に入れたのだといえる。私たちが本当に手に入れたいものはそれに対するこだわりを手放したときに得られることが多い。

同じように心の強さとは、直接的にそれを追求するとかえってその対象から遠ざかってしまうように思われる。むしろ強さをあきらめたとき、それはありのままの自分の弱さを受け入れたとき、逆説的に手に入るのである。そこには弱さに目を向ける勇気、弱い自分や自分の弱点に目を向け、受け入れる強さがあるといえる。私たちは強さへのこだわりを手放したときに初めて本当の強さを手に入れることになるのだ。

もちろんそれは求めるものを手に入れるための果てしない努力の先にあるものである。最初から手を抜き、こだわりを手放していては、求めるものを手に入れることなどできはしない。先ほど紹介した三つの事例においても、復職、ストレスに対する強さ、そして断酒の継続は、それぞれの目標に向かって頑張った彼らが、どうしようもないもがきのなかでふと力を抜いたときに手に入れたものなのである。

また心はその単体を鍛えて強くするものではなく、複数の要素を組み合わせて太く、強く編みこんでいくことにより、結果として強くなるものである。たった一人の個人としての自分の無力さ、寄る辺なさを自覚する勇気によって、他者と環境の資源を頼り、したたかに生きていくことができるのである。

私たちは心を鍛えるという実体のない幻を手放したときに、心の強さを内包する全体としての自分、単体ではなく社会とつながった存在としての自分の強さを手に入れることができるのではないだろうか。

3　心を鍛えること

筆者はここまで、強さとは鍛えることによって手に入れるものではなく、むしろ手放すことによって得られるものであると説明してきた。このような筆者の説明からは、「心を鍛える」という取り組みに対する否定的な姿勢を感じ取られるかもしれない。

それでは多くの若者たちがスポーツで心身を鍛えようとすることは間違っているのだろうか。筆者が所属する陸上自衛隊でも、隊員たちは日々厳しい訓練に挑み、どのような任務も達成できる強い身体と、折れることのない強靭な心を育成しようとしている。

もちろんそうした取り組みは間違っていない。心も身体もストレスを乗り越えたときに一回り大きく成長する。適切な範囲のストレスが、私たちの健康や成長を促進することについては第1章で述べたとおりである。ただし心を鍛えるための取り組みが、やみくもに心身に負荷をかけ、乗り越えさせるだけのものにならないことが重要である。

一昔前であれば、スポーツの練習中に水を飲むことは禁じられることが多かった。またうさぎ跳びや千本ノックなどの過度の反復練習は、身体能力や技術の向上以上に精神力の鍛錬というもう一つの目的をもっていたことは明らかであろう。

これらの例は医学やスポーツ科学などの発展によりすでに淘汰されつつある。しかしながら心理的ストレスの問題については、その弊害が目に見えにくいため、いまだに精神論に陥った対応が見られるのが現実である。

こうした問題を繰り返さないためにも、私たちは強さについて考え、明確に定義づけしたうえで、科学的思考に基づいた努力を重ねていかなければならない。しかし繰り返し述べてきたように、心の問題は目に見えないが故に、極端な精神論に陥りやすい。そこで大切になるのが自分の内面に目を向け、耳を澄ませるということである。

4　内的かかわりの尊重

第5章で内野がいうように「感覚・感情は意思などよりも下等なもの」であるという考え方が広く浸透しているように思われる。高等生物である人間にとって大切なのは思考や意思であり、より本能的な感覚・感情はそれらによってコントロールされるべきものであるという理解がある。しかしそれは高等なものが下等なものを制御するのではなく、より根源的な感覚・感情を大切に扱い、尊重するという姿勢でなければならない。

そしてそのような姿勢を身につけるための効果的な取り組みとして、本書ではマインドフルネスを紹介し、その実践要領についても説明した。「今ここ」の呼吸を基点、拠り所として自分との内的なかかわりをもち、ありのままの自然体を維持する。安定するための基点を、変化の激しい外部に求めるのではなく自らの内側にもつことが大切である。それは物事を曇りのない目で観察し論理的に考える姿勢へとつながっていく。そしてさらに私たちが単純な精神論に陥ることを未然に防いでくれる。

たとえ私たちが危機的な場面に遭遇しようとも、何ものにもとらわれず、ありのままに受け止めることで、心のバランスを回復、維持することができる。そしてそのことが変化に動じない、しなやかな心を生み出すことになるのである。

変化の激しい現代のストレス社会において、私たちが健康に、そしていきいきと生活していくためには、何ものにも動じないありのままの自然体でいることが重要である。もちろんそれは常に自然体でいなければならないということではない。ただ、あわただしく過ぎていく日常のなかで、意図的にふと立ち止まり、ありのままの状態を取り戻せるようになっておくことが望ましい。そうすることによって私たちは、厳しいストレス社会のなかでも嵐に翻弄されて難破するのではなく、自身の内面に安定した基点をもち、進むべき方向を見失わずにいることができる。

5　本当の強さとは

しかし荒れ狂う嵐のなかで、静かに内面に向き合うことは非常に難しく恐ろしいことである。私たちはストレスにさらされ、危機的な状況にあるとき、多くは現実から目を背け、ただやみくもに正面から問題を乗り切ろうとする。しかしながらその状況こそが悪循環を生み、さまざまな問題を引き起こすことはすでに述べてきたとおりである。そして単純な精神論に陥ると、「正面からやみくもに乗り切ろうとする努力」こそが、心の強さであると誤解されてしまう。

しかしここまでさまざまな考察を進めてきた結果から、それが私たちの求める真の強さではないことは明らかである。筆者が求める心の強さとは、単にストレスに耐え、我慢するような強さではない。むしろそのような強さは、自分の内面から目を背け、耳をふさぐようなものであることが多い。そしてその背景には、ストレスによって傷つき、弱っているありのままの自分を受け入れることへの恐怖がある。

したがってここで求められている心の強さとは、自分の内面を尊重し、ありのままの自分を受け入れる勇気であるといえる。厳しいストレス社会のなかで、傷つき疲れ果てたとき、ストレッサーから離れ休養を取ろうとする行為は、ともすれば困難から逃げる弱さとして評価されることが多い。しかしそのようなとき、私たちは立ち止まり、自分の内面の声に耳を澄ます勇気をもたなければならない。

私たちが社会を生きていくうえで、さまざまな課題に直面したとき、それを乗り越えていくための努力を惜しんではならない。しかしながらそれによって傷つき、悪循環に陥ってもなおそれに挑み続けることは、決して本当の強さであるとはいえない。

ストレスによる影響を受け、心理的な視野が狭まる状況にあっても、単純な精神論に陥らないようにしなければならない。強さとは複雑でわかりにくい概念である。だからこそ私たちは、それを単純に理解しようとせず、ありのままの葛藤を感じるべきなのであろう。課題に直面してもがいているとき、私たちは「強くあれ」という要求と、「弱音を吐いてよい」という許しの間で揺さぶられるのである。

6　結論「心は鍛えられるのか」

本章ではまず第9章までの展開を振り返ったうえで、「心は鍛えられるのか」という問題について考察を深めてきた。その過程で私たちはもう一度、私たちが求めている心の強さについて深く理解することになった。そしてここでは最後に、本書のテーマであるこの問題に答えることで本書の結論としたい。

ここまで「心は鍛えられるのか」という本書のテーマを何度も繰り返してきたが、実はそのたびに筆者は自分のなかに疑問が湧き起こることに気づいた。「心を鍛える」という表現の裏側には、間違いなく現実の自分の弱さに対する否定と恥の感覚が隠されている。だから人は弱い自分を力強い自分に鍛えなおそうとする。しかしそこに大きな落とし穴があるのではないかと、筆者は本書を書き進めるうちに思うようになった。

今の自分はダメだから変わらなければいけないという自己否定に基づく自己変容の努力は、一見合理的に見えるが、実は悪循環を生みやすく逆効果に終わることが多い。もちろん自分を変えたいというモチベーションは、現状への不満から生まれるものである。ただしそれは、自分なりの努力を積み上げた結果としての現状を、肯定的に受け止めたうえで、さらなる変化を求めるものであることが重要だ。このありのままの自分の問題点や弱さを受け入れる強さこそが何よりもまず大切な第一歩なのであり、それができた時点ですでに私たちは求める強さに大きく近づいているといえる。そしてそのうえで、さらに必要なものを自分の人生につけ加えていくのである。私たちが求める強さにそのような意味が含まれているとすれば、「心を鍛える」という表現そのものが、心の強さを求めるうえでふさわしくないのかもしれない。

そして私たちが求める「強さ」とは単に心だけの問題ではなく、第4章で説明したように、複数の要因によって構成される概念であった。本書においては米軍を参考にして考察した六要因を紹介したが、どのような要素を取り上げるかは人によって異なってよいと思う。要するに自分が人生を生きていくうえで、大切な支えになっている項目を取り上げ、その一つ一つを少しずつ高めていけばよいのである。

筆者は今「人生」という言葉を使ったが、私たちが求めている強さとは「心の強さ」ではなく、人生そのものを太くすることなのではないだろうか。

体の健康、好ましい生活習慣、良好な人間関係、信仰や使命感などのスピリチュアルな要素、何事もやり遂げる自信、そしてストレス対処などの心理学的知識、これらの要素は、その一つ一つが一本の繊維として私たちの人生に編み込まれ、太くしなやかに、そしてしたたかに編み上げられていく。

私たちは心を鍛えるのではなく、人生を太く編むことによって求める「強さ」を手に入れることができるのである。

ヘミングウェイの教え

「もし幸運にも、若者の頃、パリで過ごすことができたなら、その後の人生をどこで過ごそうとも、パリはついてくる。パリは移動祝祭日だからだ」

これはヘミングウェイの遺作となった『移動祝祭日』（一九六四／二〇〇九、新潮文庫）の冒頭に掲げられた文章です。移動祝祭日はヘミングウェイが六一歳で自殺する直前までの四年ほどをかけて執筆されました。

老境の域に入ったヘミングウェイが、かつて作家としての成功を夢見て過ごした、若き日のパリでの生活を振り返ったものです。この作品のなかでヘミングウェイは、小説を書き続けるためのコツとして、次のようなことをいっています。

「創作の井戸をからからに涸れさせず、まだ井戸の底に水が残っている段階でいったん切り上げて、夜のあいだにまた泉から注ぐ水で井戸が満たされるようにする」

筆者は、この言葉は創作活動以外にも当てはまると思っています。とりわけカウンセリングで出会う、うつ病のクライエントにとって、非常に示唆に富む言葉だと思います。

筆者自身ももちろん、自分に言い聞かせながら生きています。

最後の一滴まで搾り出そうとしないこと。明日の分のエネルギーを残しておくこと。

いつも心のエネルギーが浸み出そうとする力を信じ、肩の力を抜いてゆっくり待つこと。

このゆとりをもつことが大切なのです。

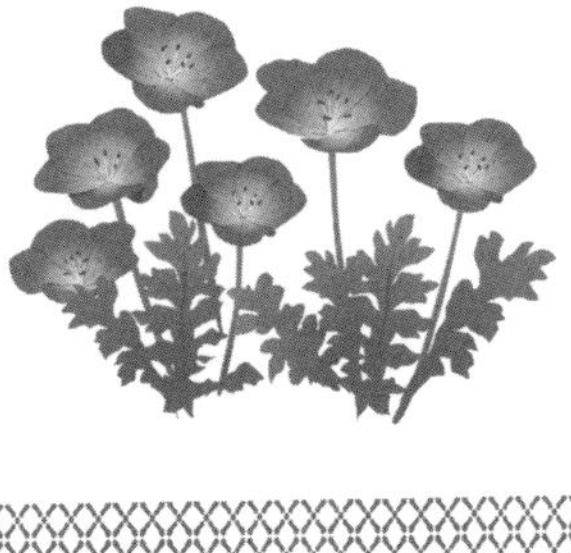

おわりに

筆者は子どもの頃から不安が強く、人の目を気にしてビクビクしていることが多かった。そのような自分のことが嫌で、強い心に憧れ、柔道を習い、職業として陸上自衛隊を選んだ。その頃の筆者は、単に心と体に負荷をかけ、それを乗り越えることで強くなろうとしていた。しかしそのやり方はうまくいくこともある一方で、多くの場合悪循環に陥り、自信を失う結果となった。そしてそのようなとき、筆者は弱い自分を恥じ、自己否定に陥ってしまうのだった。

三〇年余りの年月が流れ、定年退職が目前に迫った今でも、筆者は相変わらず小さなことに悩み、不安を抱えて生きている。「心は鍛えられるのか」というテーマで本を書いている自分自身のこのような状態に苦笑しながら、しかし今の筆者はそれを卑下し、否定するようなことはない。それが自分自身であり、この不十分な自分もありのままの自分であり、尊重すべき存在であることを知っている。筆者は今、拠り所としての自分を信じようと思っている。

世の中の何もかもが加速度的に変わっていく現代において、多くの人が不安を抱え、何ものにも動じない強い心を求めているのではないかと思った。激動のなかで、心の拠り所にできるものとは一体何だろうか。私たちはこの時代にいったい何を信じて生きていけばよいのだろうか。

信じるといえばこんなことがあった。一昨年の夏まだ本書の企画がようやくでき上がったばかりの頃、筆者は自宅近くの公園でジョギングをしていた。日が暮れたばかりの夜空には火星が明るく輝いていた。その年は一五年ぶりの火星大接近の年であった。輝く火星を見ながら筆者は、心のなかで本書の成功を祈り、根拠もなくそれがうまくいくに違いないと信じた。何かを信じること、何かに身を委ねることは、心の強さの一要因であるということをそのとき実感したのだった。

本当に手に入れたいものは、ふと手を放したときに手に入るものである。筆者も本書のテーマである「心を鍛えること」だけに目を奪われ、追い求めている間はその答えに近付くことができなかった。しかしその探求のなかで、単一の答えなどないのではないかということに思い至ったとき、初めていくつもの答えをすでに手にしていることに気づいたのである。

なかでも同じ目標に向かって歩む仲間の存在は大きな力であった。本書は四人の分担執筆者と共に、それぞれが現場で実践してきたことをまとめたものである。実は本書の執筆において分担執筆者には、それほど細かく執筆内容を指定したわけではない。第2部「心の強さを手に入れる」ための方法について、それぞれの実践を通して自由に書いてもらった。問題へのアプローチは各人さまざまだが、その本質部分は編者自身が驚くほど共通、あるいは重なり合っていて、私たちが求める本当の強さについてさまざまな角度から光を当てることになったように思う。

信じ、委ねること、そして仲間の存在、私たちは多様な要因に支えられているが、そのなかで最も大切なものは、その中心にある自分自身の存在であった。守られ、支えられる価値ある自分の存在を大切にすること、その内面にある心の声に耳を澄まし尊重することである。それは一朝一夕にできることではなく、自分一人でできることでもない。それは仲間や環境などの外的要因との相互作用の結果なのである。

そしてそれを習得する最も効果的な方法として、本書ではマインドフルネスを紹介した。本書執筆にあたっても、マインドフルネスに学ぶ「とらわれないありのままの姿勢」を大切にしてきたつもりである。第9章では筆者が行うマインドフルネスの取り組みを紹介し、基本的な実施要領や生活のなかで実践する方法について説明した。読者には「とらわれず、今ここに目を向ける」実体験を味わいながら、本書の内容への理解を深めていただけたものと思う。

メンタルヘルスや心理学の専門家だけでなく、多くの一般の読者に私たちの取り組みの一端をお伝えできたなら、これ以上の幸せはないと考えている。私たちはこの幸せを新たな力に変えて、この複雑で困難な時代を力強く、しなやかに、そしてしたたかに生き抜いていくための探求をこれからも続けていきたいと思っている。

ところで本書を執筆するきっかけは筆者の師、平沢記念病院の精神科医高橋祥友先生の教えによるものであった。先生との出会いは二〇〇二年のことである。当時先生は一等陸佐として陸上自衛隊に入隊され、その後一〇年間防衛医科大学校防衛医学研究センターで教授として勤務された。その頃筆者は光栄にも先生から分担執筆ついで共著の機会をいただき、その後単著の執筆を勧められ、二〇一三年になんとか形にすることができた。

先生からは日々の臨床における体験や学びを、少しずつでも文章化するようにという教えを受けてきた。先生が防衛医科大学校から筑波大学に移られても、お会いするたびに「書いていますか？」と聞かれ冷や汗をかいたことを思い出す。先述の単著を出版してホッとしている筆者に、先生は「次は編著者として若い人たちに場を与えなさい。そういう仕事をしなさい」とおっしゃった。それが本書を執筆するきっかけであった。

道を開き、進むべき方向を示してくれる師の存在はありがたい。それこそが筆者にとって何よりも大きな心の支えであった。この場を借りて先生に深謝申し上げます。

最後に本書の出版にご尽力下さった、遠見書房の駒形大介氏に心から深謝申し上げます。

二〇二〇年四月

筆者を代表して　藤原俊通

文献一覧

第1章

Lazarus, R. S. & Folkman, S.（一九八四）*Stress, appraisal, and coping*. Springer.（本明寛・春木豊・織田正美監訳（一九九一）ストレスの心理学：実務教育出版.）

Selye, H.（一九七六）*The stress of life*. revised edition. McGraw-Hill.（杉靖三郎・田多井吉之介・藤井尚治・竹宮隆訳（一九八八）現代生活とストレス：法政大学出版局.）

島井哲志（一九九七）健康心理学：培風館.

高橋祥友（二〇一八）災害支援者支援のメンタルヘルスの原則.（高橋晶編著、災害支援者支援：第3章、三九 - 四八頁、日本評論社）

世界保健機関（WHO）憲章（一九四八）

Yerkes, R. M. & Dodson, J. D.（一九〇八）The relation of strength of stimulus to rapidity of habit-formation. *Journal of Comparative Neurology and Psychology*, 18.

第2章

厚生労働省（二〇一八）平成二九年労働安全衛生調査（実態調査）.

渡辺三枝子（二〇〇七）新版カウンセリング心理学：ナカニシヤ出版.

Yamaguchi, S., Koike, S., Watanabe, K., et al.（二〇一四）Development of a Japanese version of the Reported and Intended Behavior Scale: Reliability and validity. *Psychiatry Clin Neurosci*, 68; 448-455.

第3章

厚生労働省（二〇一八）平成二九年労働安全衛生調査（実態調査）.

Alan, L. P., Willie, J. H., et al.（二〇一八）Psychiatric Aeromedical Evacuations of Deployed Active Duty U. S. Military Personnel During Operations Enduring Freedom, Iraqi Freedom, and New Dawn. *Military Medicine*, 183; e649-e658.

藤原俊通（二〇一三）組織で活かすカウンセリング：金剛出版.

Rivers, W. H.（一九二〇）*Instinct and the Unconscious: a Contribution to a Biological Theory of the Psycho-Neuros*. Cambridge UP.（荒木映子訳（二〇〇一）戦争神経症と軍事訓練：人文研究 大阪市立大学大学院文学研究科紀要、五三、一〇七 - 一二一.

高橋祥友（二〇一四）自殺の危険［第3版］：金剛出版.

高橋祥友・福間詳編著（二〇〇四）自殺のポストベンション．医学書院．
World Health Organization（二〇〇一）*World Health Report 2001.*

第4章

石川明人（二〇〇五）アメリカ軍のなかの聖職者たち―従軍チャプレン小史．北海道大学文学研究科紀要、一一七、三一－六六頁．
Lepore, S. J. & Revenson, T. A.（二〇一四）レジリエンスと心的外傷後成長．（宅香菜子・清水研監訳（二〇一六）心的外傷後成長ハンドブック．医学書院、二一－三二頁．）
Mullen, A. M.（二〇一〇）On Total Force Fitness in War and Peace. *Military Medicine*, 175.
長尾恭子（二〇一六）戦闘と作戦における Behavioral Health（4）．防衛衛生技術シリーズ、二三〇．
Seligman, M. E. P.（二〇一一）*Floulish: A visionary new understanding of happiness and well-being.* Free Press.（宇野カオリ監訳（二〇一四）ポジティブ心理学の挑戦．ディスカヴァー・トゥエンティワン．）

第5章

American Psychological Association（二〇〇八）https://www. apa. org/helpcenter/road-resilience（二〇一九・六・一閲覧）
Benner, P. & Wrubel, J.（一九八九）*The Primacy of Caring: Stress and Coping in Health and Illness.* Addison-Wesley Publishing Company.（難波卓志訳（一九九九）ベナー／ルーベル　現象学的人間論と看護．医学書院．）
防衛省（二〇一二）東日本大震災への対応に関する教訓事項（最終取りまとめ）．https://www. mod. go. jp/j/approach/defense/saigai/pdf/kyoukun. pdf（二〇一九・六・一閲覧）
Dreyfus, H. L.（一九九一）*Being-in-the-World: A Commentary on Heidegger's Being and Time, Division I.* Massachusetts Institute of Technology.（門脇俊介監訳（二〇〇〇）世界内存在―『存在と時間』における日常性の解釈学．産業図書．）
Grotberg. E. H.（一九九五）*A Gide to Promoting Resilience in Children: Strengthening the Human Spirit.* Bernard Van Leer foundation, pp. 7-56.
Heidegger, M.（一九二七a）*Sein und Zeit. 1.* Aufl.（細谷貞雄訳（一九九四）存在と時間（上）．筑摩書房．）
Heidegger, M.（一九二七b）*Sein und Zeit. 1.* Aufl.（細谷貞雄訳（一九九四）存在と時間（下）．筑摩書房．）
兵庫県長寿社会研究機構こころのケア研究所・兵庫県精神保健協会こころのケアセンター編（二〇〇〇）災害救援者の心理的影響に関する調査研究報告書―阪神・淡路大震災が消防職員に及ぼした長期的影響．兵庫県精神保健協会こころのケアセンター．
加藤敏・八木剛平（二〇〇九）レジリアンス―現代精神医学の新しいパラダイム．金原出版．
加藤寛・飛鳥井望（二〇〇四）兵庫県精神保健協会こころのケアセンター　災害救助者の心理的影響―阪神・淡路大震災で活動した消防隊員の大規模調査から．トラウマティック・ストレス、二．
金吉晴（二〇〇六）心的トラウマの理解とケア［第2版］．じほう、一二一頁、一二三－一二七頁．

松葉祥一・西村ユミ（二〇一四）現象学的看護研究―理論と分析の実際．医学書院、八頁．
Lazarus, R. S. & Folkman, S.（一九八四）*Stress, Appraisal and Coping*. Springer.
Rutter, M.（一九八五）Resilience in the Face of Adversity; Protective Factors and Resilience to Psychiatric Disaster. *British Journal of Psychiatry*, 147; 598-611.
重村淳（二〇一二）救助者のトラウマと心理教育．（前田正治・金吉晴編：PTSDの伝え方．誠心書房、一四八頁．）
重村淳・野村総一郎（二〇〇七）メンタルヘルス―主な精神障害．（防衛医学編纂委員会編：防衛医学 Textbook of Defense Medicine．防衛医学振興会、五八八頁．）
内野小百合（二〇一六）東日本大震災において派遣された陸上自衛隊員のレジリエンス．防衛医科大学校雑誌、四一、一四四 - 一五五頁．
Werner, E. E. & Smith, R. S.（一九八二）*Vulnerable but Invincible: A Study of Resilient Children*. McGraw-Hill.

第6章

Anthony, W. A.（一九九三）Recovery from mental illness: the Guiding Vision of the Mental Health System in the 1990's. *Innovations and Research*, 2; 17-24.
国立精神・神経医療研究センター地域・司法精神医療研究部（二〇一八）リカバリー（Recovery）［第3回改訂版］．https://www. ncnp. go. jp/nimh/chiiki/about/recovery. html（二〇一九・四・二五閲覧）
厚生労働省（二〇一二）国民の健康の増進の総合的な推進を図るための基本的な方針」の全部改正について．https://www.mhlw. go. jp/stf/houdou/2r98520000002eyv5-att/2r98520000002eyww. pdf（二〇一九・四・二五閲覧）
厚生労働省（二〇一六）第1回これからの精神保健医療福祉のあり方に関する検討会資料（参考資料）．https://www. mhlw. go. jp/file/05-shingikai-12201000-Shakaiengokyokusyougaihokenfukushibu-Kikakuka/0000108755_12. pdf（二〇一九・四・二五閲覧）
Slade, M.（二〇一三）*100 ways to support recovery*. 2nd edition.（東京大学医学部附属病院精神神経科ら（2017）本人のリカバリーの100の支え方［第2版］）、八頁．http://plaza.umin.ac.jp/heart/archives/100ways.shtml（二〇一九・四・二五閲覧）
President's New Freedom Commission on Mental Health（二〇〇三）*Achieving the Promise: Transforming Mental Health Care in America*. Executive Summary of Final Report. (Rep. No. DMS-03-3831). Department of Health and Human Services, Rockville.
Thornicroft, G. & Slade, M.（二〇一四）New Trends in Assessing the Outcomes of Mental Health Interventions. *World Psychiatry*, 13; 118-124.
Van Eck, R. M., Burger, T. J., Vellinga, A., et al.（二〇一八）The Relationship Between Clinical and Personal Recovery in Patients with Schizophrenia Spectrum Disorders: A Systematic Review and Meta-analysis. *Schizophrenia Bulletin*, 44; 631-642.
山口創生・松長麻美・堀尾奈都記（二〇一六）重度精神疾患におけるパーソナル・リカバリーに関連する長期アウトカムとは何か?．精神保健研究、六二、一五 - 二〇頁．

第7章

Abraham, K.（一九二四）*Versuch einer Entwicklungsgeschichte der Libido auf Grund der Psychoanalyse seelischer Störungen*. Internationaler Psychoanalytischer Verlag.（下坂幸三訳（一九九三）心的障害の精神分析に基づくリビドー発達史試論．下坂幸三・前野光弘・大野美都子訳：アーブラハム論文集―抑うつ・強迫・去勢の精神分析．岩崎学術出版社、一九-九七頁．）

青山謙二郎（一九九九）闘争あるいは逃走するための反応．中島義明・安藤清志・子安増生ほか編：心理学辞典．有斐閣、六二九-六三〇頁．

Bateson, G., Jackson, D. D., Haley, J., et al.（一九五六）Toward a Theory of Schizophrenia. *Behavioral Science*, 1; 251-264.

Bleuler, E.（一九一一）*Dementia Praecox oder Gruppe der Schizophrenien*. Franz Deuticke.（飯田真・下坂幸三・保崎秀夫ほか訳（一九七四）早発性痴呆または精神分裂病群．医学書院．）

Bracha, H. S., Ralston, T. C., Matsukawa, J. M., et al.（二〇〇四）Does "Fight or Flight" Need Updating? *Psychosomatics*, 45; 448-449.

Cannon, W. B.（一九二九）*Bodily Changes in Pain, Hunger, Fear and Rage: An Account of Recent Researches into the Function of Emotional Excitement. 2nd ed.* D. Appleton.

Cannon, W. B.（一九四二）"Voodoo" Death. *American Anthropologist: New Series*, 44; 169-181.

Freud, S.（一九一二）Zur Dynamik der Übertragung. *Zentralblatt für Psychoanalyse*, 2; 167-173.（須藤訓任訳（二〇〇九）転移の力動論にむけて．須藤訓任・門脇健訳：［フロイト全集12］1912-1913年―トーテムとタブー．岩波書店、二〇九-二二〇頁．）

岩崎徹也（一九八一）精神療法的立場．諏訪望・西園昌久・鳩谷龍編：［現代精神医学大系12］境界例、非定型精神病．中山書店、四九-七〇頁．

亀口憲治（二〇〇四）臨床心理的システム論．氏原寛・亀口憲治・成田善弘ほか編：心理臨床大事典［改訂版］．培風館、九六-一〇〇頁．

神田橋條治（一九八一）治療．諏訪望・西園昌久・鳩谷龍編：［現代精神医学大系12］境界例、非定型精神病．中山書店、九三-一一二頁．

Kernberg, O. F.（一九八〇）*Internal World and External Reality: Object Relations Theory Applied*. Jason Aronson.（山口泰司監訳（二〇〇二）内的世界と外的現実―対象関係論の応用．文化書房博文社．）

Kernberg, O. F.（一九八四）*Severe Personality Disorders: Psychotherapeutic Strategies*. Yale University Press.（西園昌久監訳（一九九六）重症パーソナリティ障害―精神療法的方略．岩崎学術出版社．）

Kernberg, O. F.（一九九二）*Aggression in Personality Disorders and Perversions*. Yale University Press.

Kernberg, O. F.（一九九五）*Love Relations: Normality and Pathology*. Yale University Press.

菊池義人・高江洲義英（二〇〇四）統合失調症．氏原寛・亀口憲治・成田善弘ほか編：心理臨床大事典［改訂版］．培風館、七二〇-七二四頁．

Klein, M.（一九三五）A Contribution to the Psychogenesis of Manic-Depressive States. *International Journal of Psycho-Analysis*, 16; 145-174.（安岡誉訳（一九八三）躁うつ状態の心因論に関する寄与．西園昌久・牛島定信編：［メラニー・クライン著作集3］愛、罪そして償い．誠信書房、二一-五四頁．）

厚生労働省（二〇一三）平成二五年　労働安全衛生調査（実態調査）．https://www.mhlw.go.jp/toukei/list/dl/h25-46-50.html（二〇一九・

七・七閲覧）

牧原浩（一九七九）家族．川北幸男・栗原雅直・中尾弘之編：［現代精神医学大系２Ｃ］精神疾患の成因Ⅲ．中山書店、一三三‐一五八頁．

森省二・桑原照茂（二〇〇四）病態水準論（精神病／境界例／神経症）．氏原寛・亀口憲治・成田善弘ほか編：心理臨床大事典［改訂版］．培風館、七六六‐七七一頁．

野上芳美（一九八一）記述的精神医学の立場．諏訪望・西園昌久・鳩谷龍編：［現代精神医学大系１２］境界例、非定型精神病．中山書店、二七‐四七頁．

小此木啓吾（一九九三）アンビヴァレンス．加藤正明・保崎秀夫・笠原嘉ほか編：新版精神医学事典．弘文堂、二六‐二七頁．

大森健一・倉持弘（一九八一）心因論．臺弘・島薗安雄・村上仁編：［現代精神医学大系１０Ａ１］精神分裂病Ⅰａ．中山書店、七九‐一二八頁．

鈴木浩二（一九七八）家族精神療法．笠原嘉・島薗安雄編：［現代精神医学大系５Ａ］精神科治療学Ⅰ．中山書店、三六四‐三九二頁．

田中康裕・安斉邦子（二〇〇四）アンビヴァレンス（両価性）．氏原寛・亀口憲治・成田善弘ほか編：心理臨床大事典［改訂版］．培風館、一〇二二頁．

Weakland, J. H.（一九六〇）The "Double-Bind" Hypothesis of Schizophrenia and Three-Party Interaction. Jackson, D. D. (Ed.): *The Etiology of Schizophrenia.* Basic Books, pp.373-388.

Winnicott, D. W.（一九八八）*Human Nature.* Free Association Books.

Winnicott, D. W.（一九八九）*Psycho-analytic Explorations.* Harvard University Press.（北山修監訳（一九九八）［ウィニコット著作集第７巻］精神分析的探究２―狂気の心理学．岩崎学術出版社．）

Young, A.（一九九五）*The Harmony of Illusions: Inventing Post-Traumatic Stress Disorder.* Princeton University Press.（中井久夫・大月康義・下地明友ほか訳（二〇〇一）ＰＴＳＤの医療人類学．みすず書房．）

第９章

Erikson, E. H.（一九八〇）*Identity and the Life Cycle.*（西平直・中島由恵訳（二〇一一）アイデンティティとライフサイクル．誠信書房．）

平井久世（二〇一〇）粘土製作における「触れる」ことについての一考察．京都大学大学院教育学研究科紀要、五六、二七九‐二九一頁．

片畑真由美（二〇〇三）身体感覚がイメージ体験に及ぼす影響―箱庭制作における触覚の観点から．心理臨床学研究、二一、四六二‐四七〇頁．

厚生労働省（二〇一八）平成二九年労働安全衛生調査．

文部科学省（二〇一八）平成二九年度児童生徒の問題行動・不登校等生徒指導上の諸課題に関する調査結果について．

大谷真（二〇一六）脳画像によるマインドフルネスの効果検討．貝谷久宣・熊野宏昭編著：マインドフルネス―基礎と実践．日本評論社、二一一‐二三二頁．

執筆者紹介

藤原俊通（ふじわら としみち）
第１章〜第４章，第９章，第 10 章担当。編者。

内野小百合（うちの さゆり）
第５章担当。防衛医科大学校医学教育部看護学科。

佐々木　敦（ささき あつし）
第６章担当。自衛隊札幌病院診療科。

田中敏志（たなか さとし）
第７章担当。自衛隊中央病院診療科。

脇　文子（わき ふみこ）
第８章担当。防衛医科大学校 防衛医学研究センター行動科学研究部門。

編著者紹介

藤原俊通（ふじわら としみち）

自衛隊中央病院診療科　心理相談班長（臨床心理士，公認心理師）

1965 年大阪府生まれ。防衛大学校人文社会科学管理学科にて，組織管理やリーダーシップを学ぶ。

1989 年同校卒業後，陸上自衛隊入隊。戦車大隊にて小隊長，中隊長などとして勤務。

2002 年筑波大学大学院修士課程カウンセリングコース修了後，自衛隊中央病院精神科，陸上自衛隊衛生学校等で心理臨床及び教育業務に従事。この間，イラク復興支援活動及びハイチ PKO 派遣部隊に対するメンタルヘルス支援，東日本大震災災害派遣部隊に対するメンタルヘルス巡回支援活動などに参加してきた。

主な著書に，『組織で活かすカウンセリング』（金剛出版，2013，単著），『自殺予防カウンセリング』（駿河台出版，2005，共著），『自殺のポストベンション』（医学書院，2004，分担執筆），『働く人へのキャリア支援』（金剛出版，2015，分担執筆），『災害支援者支援』（日本評論社，2018，分担執筆），『公認心理師の基礎と実践⑳産業・組織心理学』（遠見書房，2019，分担執筆）などがある。

自衛隊心理教官《じえいたいしんりきょうかん》と考《かんが》える

心《こころ》は鍛《きた》えられるのか

レジリエンス・リカバリー・マインドフルネス

2020 年 5 月 15 日　初版発行

著　者　藤原俊通《ふじわらとしみち》・内野小百合《うちのさゆり》・佐々木《ささき》　敦《あつし》・田中敏志《たなかさとし》・脇《わき》　文子《ふみこ》

発行人　山内俊介

発行所　遠見書房

遠見書房

〒 181-0002　東京都三鷹市牟礼 6-24-12

三鷹ナショナルコート 004 号

TEL 0422-26-6711　FAX 050-3488-3894

tomi@tomishobo.com　http://tomishobo.com

郵便振替　00120-4-585728

印刷　太平印刷社・製本　井上製本所

ISBN978-4-86616-106-8　C0011